新現代精神医学文庫

気分障害

国立精神・神経センター
武蔵病院院長
著者 樋口 輝彦

株式会社 新興医学出版社

目 次

I. イントロダクション ……………………………………………………1

II. 誰でも正確かつ確実なうつ病診断ができるために ……………7
   1. うつ病の分類 ……………………………………………………7
   2. うつ病の診断 ……………………………………………………11

III. うつ病解明への手がかり ……………………………………………23
   1. 抗うつ薬の薬理研究で明らかになったこと …………………23
   2. 機能的画像研究の成果 ………………………………………31
   3. 遺伝子研究の行方 ……………………………………………33

IV. うつ病の治療法は進化する …………………………………………35
   1. うつ病薬物治療の現状 ………………………………………35
   2. うつ病薬物療法の問題点 ……………………………………38
   3. 新規抗うつ薬の開発は進んでいるか？ ……………………40
   4. 電気痙攣療法（ECT）………………………………………47
   5. 認知行動療法 …………………………………………………49

V. うつ病医療の今後の課題 ……………………………………………51
   1. うつ病の再燃・再発防止 ……………………………………51
   2. 抗うつ薬の長期投与を要する予測因子 ……………………53
   3. 継続療法と維持療法 …………………………………………55
   4. 老年期うつ病 …………………………………………………60

VI. 気分障害研究の新展開 ………………………………………………65
   1. 遺伝子研究への期待 …………………………………………65
   2. うつ病の客観的診断は可能になるか？ ……………………70

Ⅶ. うつ病の医療経済的側面 …………………………………………… 73

文献 ……………………………………………………………………… 77

I. イントロダクション

A. うつ病はこころの生活習慣病？

　うつ病はたいへんポピュラーな病気である。諸外国の疫学調査によれば生涯有病率は十数％といわれているし、わが国の最近の疫学調査でもうつ病の生涯有病率5.2％、年間有病率1.9％という数字が報告されており、これらの数字からも確かにポピュラーな病気と呼んでも間違いがないと思われる。ちなみにDALY（障害調整生存率）の2020年の予測をみると、うつ病はがんに次いで2位であり、脳血管障害、虚血性心疾患を上回ることがわかる（表1）。この表からもうつ病がいかにポピュラーな病気かわかるであろう。

　このようにたいへん数が多いだけでなく、さまざまな点で身体疾患の中のいわゆる生活習慣病と共通する点が多いように思える。もちろん、病因や病態が共通するという意味ではない。たとえば糖尿病という病気を考えてみよう。糖尿病はたいへん多い病気であるが、誰でもなるかといえばそうではない。やはり、糖尿病になりやすい体質、素因を持った人が発症すると考えられる。その体質や素因を決めているのは遺伝子であるが、これは疾患の原因遺伝子ではな

表1　障害調整生存年でみた主要疾患（2020年の予測）

がん	19.6%	肝硬変	1.9%
うつ	9.8%	糖尿病	1.8%
脳血管障害	8.6%	ぜんそく	1.7%
不慮の事故	7.0%	先天異常・奇形	1.3%
虚血性心疾患	4.9%	慢性関節リウマチ	1.2%
骨関節炎	3.5%	歯科疾患	1.0%
肺炎	3.3%	腎炎、腎不全	1.0%
自殺	3.2%	慢性閉塞性肺疾患	0.8%
統合失調症	2.5%	アルツハイマー等痴呆	0.7%

（厚生労働省HPより）

く、すなわちその遺伝子が直接病気の発症に関係するのではなく、病気になりやすさ（脆弱性）を規定していると考えられ、単一遺伝子ではなく多因子性であろうと考えられている。糖尿病が発症する際にはそれ以外に食事、肥満などの負荷が加わってはじめて発病すると考えられる。

　うつ病の場合はどうであろうか。糖尿病になりやすい体質、素質と同じように、うつ病になりやすい素質（体質はあてはまらないかも知れない）があり、これはおそらく遺伝子で規定されていると予想されている。また、おそらく単一遺伝子ではなく複数の遺伝子の組み合わせで規定されるのであろう。糖尿病の場合と同様、うつ病もこの素質だけでは発病しない。ストレスが加わって発病する、すなわちストレスは糖尿病の場合の食事や肥満に相当する発病の引き金である。このようにみてくると、うつ病と生活習慣病の間にアナロジーがあることがわかる。その意味で「うつ病はこころの生活習慣病」と呼べるのではないかと筆者は思っている。

B.「誰でもうつ病になりうる」という視点

　先に述べたように、うつ病はなりやすさ（素因）とストレスによって規定され、発病する。このことは何を意味しているか。「自分の身内にはうつ病はないから、自分はうつ病とは無縁だ」という考え方は正しくない。うつ病の発症は素因とストレスの関数と考えた方が妥当である（図2）。すなわち、素因が

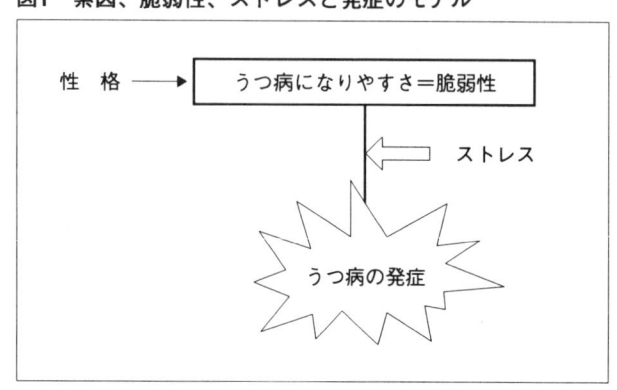

図1　素因、脆弱性、ストレスと発症のモデル

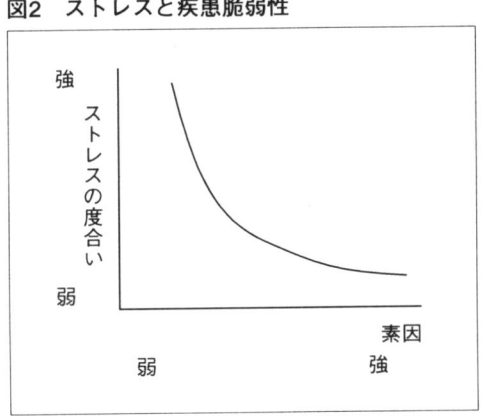

図2　ストレスと疾患脆弱性

大きければストレスの度合いが小さくても発病するであろうし、その逆もあって、うつ病は誰もがうつ病にかかりうると考えるべきである。この視点からは「うつ病は自分には無縁」から「うつ病は誰もがかかりうる病気」への一般の人々の常識の変更が生まれる。国民が共有すべき病気であり、広く国民の健康を増進する立場から国民への情報提供と教育が重要になる。

C.「うつ病はこころの風邪」は正しいか？

　最近マスメディアでよく目にするフレーズである。筆者もこのフレーズを使うこともある。確かに「うつ病は風邪と同じで誰もがかかりうる病気である」というメッセージとしては妥当であろう。しかし、「うつ病は風邪と同じで治療しなくてもすぐに治る」というメッセージが含まれていると考えると、これは大きな間違いということになる。うつ病は決して安易に考えるべきではない。早期に十分な治療をする必要があり、それが予後に影響するという認識を共有すべきである。うつ病は早期にしっかり治療しないと繰り返したり、慢性化したりする病気であること、しばしば死にたくなる病気であることを忘れてはならない。「こころの風邪」の真意は「風邪をあなどってはいけない。風邪もこじらせると気管支炎や肺炎にもなる病気であり、早い時期に治すことが重要」ということである。

D. うつ病の診療はどこで行われているか？

うつ病の診療はその8、9割がプライマリ・ケアで行われているといわれる。その理由のひとつとして精神科の敷居が高いといわれる。誰があるいはどの診療科がうつ病診療を担うべきか。筆者は、誰があるいはどこが担うかは問題ではないと思っている。問題はどれだけ正確な診断と治療が行われているかである。WHOの調査ではプライマリ・ケア医のうつ病診断率は50％（長崎の調査では20％）と低い。治療についてはほとんど教育が行われていない状況である。そこで重要なことは医学教育、なかでも卒後研修および生涯教育においていかにうつ病の診断と治療の教育を十分行うかということである。これに加えてプライマリ・ケア医と精神科医の連携をシステム化して、プライマリ・ケア医で対応困難なうつ病を早期に専門医に紹介することができるようにすることである（表2）。

E. 一般社会に向けてのうつ病に関する情報提供

この6年間、毎年3万人以上の自殺者があることから、現在その対策が厚生労働省を中心に立てられ、実行されつつあるが、自殺者の9割に何らかの精神障害が存在し、その6割はうつ病であることから、うつ病対策が大きな課題になっている。厚生労働省ではプライマリ・ケア医に向けてのうつ病に関する情報提供を行うと同時に、一般国民がうつ病に対する理解を深めるための情報提供にも力を入れている（図3）。

F. これから推進すべき方策

以上に述べてきたことをまとめると次のようになる。
①医学教育の中でうつ病の診断・治療を重点課題として位置づける。特に学部教育と研修医教育の中で診断と治療が実際に行えるよう教育するプログラムを用意する。
②生涯教育（プライマリ・ケア医）の中にうつ病の診療を必須のものとして位置づける。
③国民へのうつ病に関する知識の普及を推進する。
④企業に対して医療経済的観点からの情報提供を行い、企業におけるうつ病対

表2 WHO国際共同研究によるプライマリ・ケアにおける精神疾患の有病率と
プライマリ・ケア医による診断率

WHO センター	CIDI/ICDによる精神疾患有病率	PCPが認知した割合	CIDI/ICDによるうつ病の有病率	PCPが認知した割合
Santiago	52.5	74.1	29.5	74.0
Rio de Janeiro	35.3	35.6	15.8	43.9
Paris	26.3	46.8	13.7	61.5
Manchester	24.8	62.9	16.9	69.6
Groningen	23.9	51.2	15.9	59.6
Mainz	23.6	60.0	11.2	55.6
Bangalore	22.4	40.4	9.1	45.7
Athens	19.2	17.0	6.4	22.2
Berlin	18.3	56.0	6.1	56.7
Ankara	16.4	24.1	11.6	28.4
Seattle	12.0	56.9	6.3	56.7
Verona	9.8	75.0	4.7	70.0
Ibadan	9.5	55.1	4.2	39.7
Nagasaki	9.4	18.3	2.6	19.3
Shanghai	7.3	15.9	4.0	21.0
Total	20.3	48.9	10.4	54.2

CIDI：The composite International Diagnostic Interview（Robins LN et al 1994）、IDC-10 に対応した診断のためのインタビューのやり方。
PCP：Primary Care Physician PCP が認知した割合とは、診断確定あるいは精神疾患あるいはうつ病と診断できた割合を意味する。ここでいう精神疾患にはうつ病、気分変調症、空間恐怖、恐慌性障害、全般性不安障害、身体化障害、心気障害、神経衰弱が含まれる。

(p.90 J. Ormel & B Tiemens In "Depression: Neurobiological, Psychopathological & Therapeutic Advance"（Eds : A Honig & H.M. van Praag John Wiley & Sons 1997.））

図3

　　　うつ病は、感情、意欲、思考、身体のさまざまな面に症状が現れる病気である。早期に発見されて、適切な治療を受ければ、大部分が改善する。しかし、患者の多くは自分の状態をうつ病から生じている症状であるとはとらえることができず、うつ病の治療を受けていないのが現状である。
　　　したがって、一般の人々や医療関係者がうつ病の症状や治療についての正しい知識を持つことが必要である。うつ病患者はまず一般診療科を受診する傾向があることから、一般診療科の医師は、うつ病を的確に診断し、治療に導入する役割を果たすことが重要である。

（厚生労働省HPより）

策の取り組みを促進する。

G. 日本うつ病学会の創立

　平成15年7月18、19日の2日間、東京で第1回「うつ病アカデミー」が開催された。この研究会は日本うつ病学会を設立する準備を兼ねて開催されたものである。うつ病アカデミー設立の目的は次の3点に要約できる。

　第一はうつ病の医療に従事する人たちの情報共有の場を作ることである。今日、あちこちの学会でうつ病が取り上げられることは少なくない。たとえば、老年精神医学会では高齢者のうつ病がシンポジウムのテーマに取り上げられた。また、児童青年期精神医学会では子供のうつ病が取り上げられる。しかし、うつ病に関する研究成果を学会、職種を越えて広く共有する場はこれまでなかった。そこでうつ病学会を視野に置いて、このような「場」の設立がはかられたのである。したがって、この研究会は精神科医に限らず、広くうつ病の臨床、研究、教育に関与する者に開かれたものと位置づけられている。

　第二は、一般の方への情報提供である。今日、うつ病や自殺の問題は社会問題としても取り上げられ、広く一般の人々の関心を集めている。特にユーザーや家族、あるいは企業の健康管理にたずさわる方々の関心はきわめて高い。しかし、これまでうつ病の専門的研究会や学会がなかったために、情報発信はきわめて不十分であった。

　第三は、この研究会を足がかりにうつ病学会を早期に立ち上げることにある。当初は2,3年研究会を行った上で学会に移行する予定であったが、うつ病アカデミーを準備する過程で、関係者の学会化への期待が非常に大きいことが明らかになったことから、平成16年度より学会に移行することが決定され、平成16年7月に東京で第1回日本うつ病学会（野村総一郎会長）が開催されるに至った。

　日本うつ病学会に関する詳細は学会事務局（http://www.secretariat.ne.jp/jsmd/index.html）で得ることができる。

II. 誰でも正確かつ確実なうつ病診断ができるために

　従来はうつ病の概念は人によって、国によって異なっていた。したがって診断の基準も人により、国により多少の違いがあった。そのことを如実に表すのがうつ病の分類の仕方であり、病名である。1980年に米国精神医学会がDSM-Ⅲを作成し、診断基準の統一をはかったのは、このようなバラツキをなくすことを目的にするものであった。この章では、はじめにうつ病の分類についてその歴史的変遷を含めて述べた上で、診断の方法について解説する。

1. うつ病の分類

A. 歴史的なこと

　うつ病はK.Schneider（1921）によって「内因性」と「心因性」に分類され、この分類はその後長く定着することになった。後年、Kielholzは「身体因性」「内因性」「心因性」の3群に分類したが、これもSchneiderの分類の延長線上にある。「身体因性」は説明するまでもなく、何らかの身体的原因が明らかなうつ病である。「心因性」は心理的原因が明確にあって生じたうつ病であり、身体因の対極をなすものである。「内因性」は明確な原因はまだ明らかではないが、何らかの機能障害を引き起こす原因が身体（脳）に存在することを想定したものである。一方、躁病相とうつ病相を伴う躁うつ病のうつ病と、うつ病相のみを繰り返すうつ病を区別する意味で「両極性」と「単極性」が分類され（Leonhard）、これは双極性障害の概念の基礎になった。また、Dunnerの双極Ⅰ型、Ⅱ型の分類は、DSM-Ⅲ以後の分類に取り込まれた点で重要な分類である。ちなみに双極Ⅰ型はうつ病相と躁病相からなり、Ⅱ型はうつ病相と軽躁病相からなる。
　以上のように1960年代以降、欧米においてさまざまな分類がなされてきたが、これを統一するかたちで登場したのがDSM-Ⅲ（1980）であった。

図4 身体因と精神因によるうつ病の分類[1]

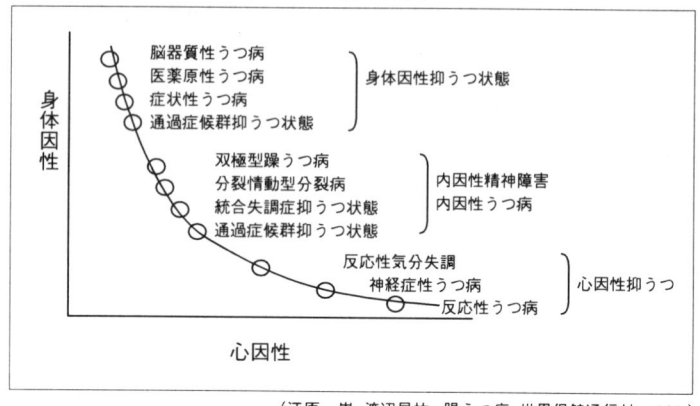

(江原 嵩, 渡辺昌祐：躁うつ病. 世界保健通信社, 1993.)

B. DSM-Ⅲ分類

　DSM-Ⅲはそれまでのうつ病の分類が症候学と原因論を織りまぜて作成されていたのに対して、一切の原因論を排除し、もっぱら記述的な立場にたって明確な診断基準を示した点が特徴である。DSM-Ⅲはその後、DSM-Ⅲ-Rを経て現在DSM-Ⅳが用いられているが、基本的なところは変わっていない。ここでは理解しやすいDSM-Ⅲの「気分障害」分類について説明する。気分障害（DSM-Ⅲでは感情障害と呼ばれたがDSM-Ⅲ-R以後は気分障害と呼ばれている）は大きく双極性障害、うつ病性障害、他の気分障害の3つに分類される。双極性障害はさらに双極Ⅰ型障害、双極Ⅱ型障害、気分循環性障害、特定不能の双極性障害に分類される。一方、うつ病性障害は大うつ病性障害、気分変調性障害、特定不能のうつ病性障害に分類される。他の気分障害には身体疾患による気分障害と物質誘発性気分障害が含まれる（**表3**）[2]。DSM診断のもうひとつの特徴は5軸からなる多軸診断が採用されている点である。Ⅰ軸は精神障害を、Ⅱ軸は人格障害を、Ⅲ軸は身体疾患を診断するようにできている。

C. ICD-10分類

　ICD分類は1900年に始まったWHOによる死因統計のための疾患分類であ

表3　DSM-IVにおける気分障害の分類[2]

```
気分障害
  うつ病性障害
    大うつ病性障害、単一エピソード
    大うつ病性障害、反復性
    気分変調性障害
    特定不能のうつ病性障害
  双極性障害
    双極Ⅰ型障害、単一躁病エピソード
    双極Ⅰ型障害、もっとも新しいエピソードが軽躁病
    双極Ⅰ型障害、もっとも新しいエピソードが躁病
    双極Ⅰ型障害、もっとも新しいエピソードが混合性
    双極Ⅰ型障害、もっとも新しいエピソードがうつ病
    双極Ⅰ型障害、もっとも新しいエピソードが特定不能
    双極Ⅱ型障害（軽躁病エピソードを伴う反復性大うつ
              病のエピソード）
    気分循環性障害
    特定不能の双極性障害
  他の気分障害
    （一般身体疾患を示すこと）による気分障害
    物質誘発性気分障害
    特定不能の気分障害
```

〈假屋哲彦：臨床医学講座4「気分障害」中山書店, 1998.〉

る。しかし、精神科領域の診断を行おうとすると、国の間、学派の間でバラツキが大きく、信頼性の高い分類が行えないことから、国際的に診断基準を統一することが必要になり、1989年の国際会議でICD-10の草案が勧告されるに至った。ICD-10の気分障害の分類を**表4**[3]に示した。また、理解を得やすいようにフローチャートの形式で**図5**[3]に示した。ICD-10では初回の場合は躁病相でもうつ病相でも「エピソード」と呼び、反復する場合に「反復性うつ病性障害」（うつ病の場合）あるいは「双極性感情障害（躁うつ病）」と呼んで区別している。

表4 ICD-10における感情障害[3]

```
F3  気分（感情）障害
  F30 躁病エピソード
    F30.0 軽躁病
       .1 精神病症状を伴わない躁病
       .2 精神病症状を伴う躁病
       .8 他の躁病エピソード
       .9 特定不能のもの
  F31 双極性感情障害［躁うつ病］
    F31.0 双極性感情障害、現在軽躁病エピソード
       .1 双極性感情障害、現在精神病症状を伴わない躁病エピソード
       .2 双極性感情障害、現在精神病症状を伴う躁病エピソード
       .3 双極性感情障害、現在軽症あるいは中等症うつ病エピソード
         .30 身体症候群を伴わないもの、 .31 身体症候群を伴うもの
       .4 双極性感情障害、現在精神病症状を伴わない重症うつ病エピソード
       .5 双極性感情障害、現在精神病症状を伴う重症うつ病エピソード
       .6 双極性感情障害、現在混合性エピソード
       .7 双極性感情障害、現在寛解状態にあるもの
       .8 他の双極性感情障害
       .9 特定不能のもの
  F32 うつ病エピソード
    F32.0 軽症うつ病エピソード
       .00 身体症候群を伴わないもの、 .01 身体症候群を伴うもの
       .1 中等症うつ病エピソード
         .10 身体症候群を伴わないもの、 .11 身体症候群を伴うもの
       .2 精神病症状を伴わない重症うつ病エピソード
       .3 精神病症状を伴う重症うつ病エピソード
       .8 他のうつ病エピソード
       .9 特定不能のもの
  F33 反復性うつ病性障害
    F33.0 反復性うつ病性障害、現在軽症エピソード
       .00 身体症候群を伴わないもの、 .01 身体症候群を伴うもの
       .1 反復性うつ病性障害、現在中等症エピソード
         .10 身体症候群を伴わないもの、 .11 身体症候群を伴うもの
       .2 反復性うつ病性障害、現在精神病症状を伴わない重症エピソード
       .3 反復性うつ病性障害、現在精神病症状を伴う重症エピソード
       .4 反復性うつ病性障害、現在寛解状態にあるもの
       .8 他の反復性うつ病性障害
       .9 特定不能のもの
  F34 持続性気分（感情）障害
    F34.0 気分循環症
       .1 気分変調症
       .8 他の持続性気分（感情）障害
       .9 特定不能のもの
  F38 他の気分（感情）障害
    F38.0 他の単一（単発性）気分（感情）障害
       .00 混合性感情性エピソード
       .1 他の反復性気分（感情）障害
         .10 反復性短期うつ病性障害
       .8 他の特定の気分（感情）障害
  F39 特定不能の気分（感情）障害
```

（中根秀之, 中根允文：ICD-10, DSM-Ⅳにおける分類と診断ガイドライン, 日本臨牀 59:8, p.1480-1481, 2001.）

図5　ICD-10における気分障害の決定系統図[3)]

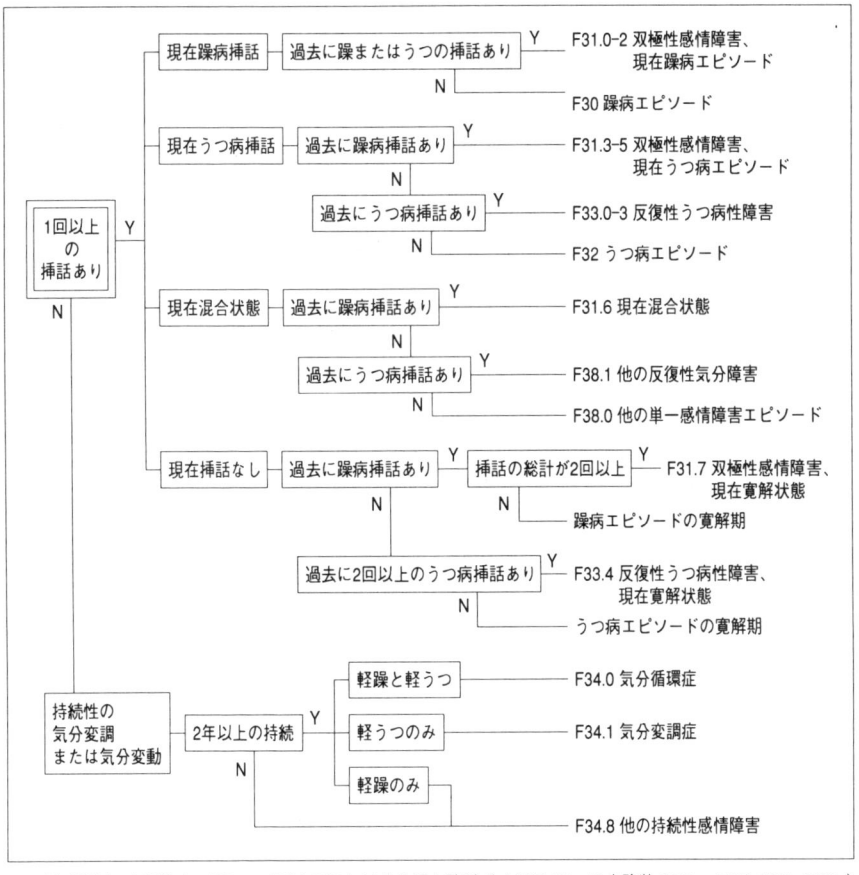

(中根秀之, 中根允文：ICD-10, DSM-Ⅳにおける分類と診断ガイドライン, 日本臨牀 59:8, p.1480-1481, 2001.)

2．うつ病の診断

　日常臨床の場面では、まだまだDSM-ⅣやICD-10が浸透しているわけではない。いわゆる従来診断といわれる基準なき基準によって診断される場合が多いと思われるが、疫学統計をとる場合、臨床研究を行う場合にはDSMやICDの使用なしには研究として成り立たない。また、新薬開発の治験においても最

近ではDSMやICDを用いるのが原則になっている。日常臨床の中で、どうすれば診断基準を共有することができるかは大きな課題であるが、最近ICD-10とDSM-Ⅳにある精神疾患のうち、比較的頻度の高いものを短時間で診断できる構造化面接のツールができており、臨床現場での使用も試みられている（M.I.N.I.）。さらに、プライマリ・ケア医向けの軽症うつ病の診断基準の検討も行われている。ここでは、オーソドックスな診断基準であるDSM-Ⅳ、ICD-10を紹介した上で、M.I.N.I.と軽症うつ病の診断基準について紹介する。

A. DSM-Ⅳを用いた気分障害の診断

すでに表3[2]に気分障害の分類を示した。先にも述べたように、DSM-Ⅳでは気分障害は大きく3つのカテゴリー、すなわちⅠ.うつ病性障害、Ⅱ.双極性障害、Ⅲ.他の気分障害に分類される。これらの診断を下すには、まずはじめに「気分エピソードの診断基準」を満たすかどうかを確定する必要がある。エピソードには（1）大うつ病エピソード、（2）躁病エピソード、（3）混合性エピソード、（4）軽躁病エピソードの4種類がある（表5）[4]。うつ病性障害、双極性障害のそれぞれの下位分類の診断基準を次にまとめておく。

うつ病性障害
(1) 大うつ病性障害、単一エピソード：
　(A) 単一の大うつ病エピソードが存在する
　(B) 統合失調感情障害では説明できない。統合失調症、統合失調感情障害、妄想性障害、特定不能の精神病障害に重なっていない。
　(C) 躁病エピソード、混合性エピソード、または軽躁病エピソードが存在したことがない。
(2) 大うつ病性障害反復性：
　(A) 2回以上の大うつ病エピソードの存在
　(B)（C）は単一エピソードと同じ。
(3) 気分変調性障害：
　(A) 抑うつ気分がほとんど1日中存在し、それのない日よりもある日の方が多く、少なくとも2年間続く。
　(B) 抑うつの間、以下のうち2つ以上が存在する。

表5　DSM-IVにおける気分エピソードの診断基準[4]

(I) 大うつ病エピソード
A. 以下の症状のうち5つ（またはそれ以上）が同じ2週間の間に存在し、病前の機能からの変化を起こしている；これらの症状のうち少なくとも1つは、(1)抑うつ気分または(2)興味または喜びの喪失である。
（明らかに、一般身体疾患または気分に一致しない妄想または幻覚による症状は含まない。）
(1) 患者自身の言明（たとえば悲しみまたは、空虚感を感じる）か、他者の観察（たとえば涙を流しているようにみえる）によって示される、ほとんど1日中、ほとんど毎日の抑うつ気分。
（小児や青年ではいらいらした気分もありうる。）
(2) ほとんど1日中、ほとんど毎日の、すべて、またはほとんどすべての活動における興味、喜びのいちじるしい減退（患者の言明または他者の観察によって示される）。
(3) 食事療法をしていないのに、いちじるしい体重の減少、あるいは体重増加（たとえば1ヵ月で体重の5%以上の変化）、またはほとんど毎日の食欲の減退または増加。
（小児の場合、期待される体重増加がみられないことも考慮）
(4) ほとんど毎日の不眠または睡眠過多。
(5) ほとんど毎日の精神運動性の焦燥または制止（他者によって観察可能で、ただ単に落ち着きがないとか、のろくなったという主観的感覚でないもの）。
(6) ほとんど毎日の易疲労性、または気力の減退。
(7) ほとんど毎日の無価値観、または過剰であるか不適切な罪責感（妄想的であることもある）、（単に自分をとがめたり、病気になったことに対する罪の意識ではない）。
(8) 思考力や集中力の減退、または決断困難がほとんど毎日認められる（患者自身の言明による、または他者によって観察される）。
(9) 死についての反復思考（死の恐怖だけではない）、特別な計画はないが、反復的な自殺念慮、自殺企図、または自殺するためのはっきりとした計画。
B. 症状は混合性エピソードの基準を満たさない。
C. 症状にはいちじるしい苦痛または社会的、職業的または他の重要な領域における機能の障害を引き起こしている。
D. 症状は物質（例：乱用薬物、投薬）の直接的な生理学的作用または一般身体疾患（例：甲状腺機能低下症）によるものではない。
E. 症状は死別反応ではうまく説明されない。すなわち愛するものを失った後、症状が2ヵ月をこえて続くか、または著明な機能不全、無価値観への病的なとらわれ、自殺念慮、精神病性の症状、精神運動制止があることで特徴づけられる。

(II) 躁病エピソード
A. 気分が異常かつ持続性に高揚し、開放的または易怒的ないつもとは異なった期間が、少なくとも1週間持続する（入院治療が必要な場合はいかなる期間でもよい）。
B. 気分の障害の期間中、以下の症状のうち3つ（またはそれ以上）が持続しており（気分が単に易怒的な場合は4つ）、はっきりと認められる程度に存在している。
(1) 自尊心の肥大、または誇大。
(2) 睡眠欲求の減少（たとえば、3時間眠っただけでよく休めたと感じる）。
(3) 普段よりも多弁であるか、喋り続けようとする心迫。
(4) 観念奔逸、またはいくつもの考えが競い合っているという主観的な体験。
(5) 注意散漫（すなわち、注意があまりにも容易に、重要でない関係のない外的刺激に転導される）。
(6) 目標志向性の活動（社会的、職場または学校内、性的のいずれか）の増加、または精神運動性の焦燥。
(7) まずい結果になる可能性が高い快楽的活動に熱中すること（たとえば、制御のきかない買い漁り、性的無分別、

（次頁に続く）

表5　DSM-IVにおける気分エピソードの診断基準[4]（続き）

馬鹿げた商売への投資などに専念すること）。
C. 症状は混合性エピソードの基準を満たさない。
D. 気分の障害は、職業的機能や日常の社会活動または他者との人間関係にいちじるしい障害を起こすほど、または自己または他者を傷つけるのを防ぐための入院が必要であるほど重篤であるか、または精神病性の特徴が存在する。
E. 症状は物質（例：乱用薬物、投薬、あるいは他の治療）の直接的な生理学的作用や一般身体疾患（例：甲状腺機能亢進症）によるものではない。
（身体的な抗うつ治療、たとえば投薬、電気痙攣療法、光療法などによって明らかに引き起こされた躁病様のエピソードは双極I型障害の診断とはしない。）

（III）混合性エピソード
A. 少なくとも1週間の間ほとんど毎日、躁病エピソードの基準と大うつ病エピソードの基準を（期間を除いて）ともに満たす。
B. 気分の障害は、職業的機能や日常の社会的活動または他者との人間関係にいちじるしい障害を起こすほど、あるいは自己または他者を傷つけるのを防ぐため入院が必要であるほど重篤であるか、または精神病性の特徴が存在する。
C. その症状は物質の直接的な生理学的作用（例：乱用薬物、投薬、または他の治療）、または一般身体疾患（例：甲状腺機能亢進症）によるものではない。
（身体的な抗うつ治療たとえば投薬、電気痙攣療法、光療法などによって明らかに引き起こされた混合性様のエピソードは、双極I型障害の診断とはしない。）

（IV）軽躁病エピソード
A. 持続的に高揚した、開放的な、または易怒的な気分が、少なくとも4日間続くはっきりとした期間があり、それは抑うつのない通常の気分とは明らかに異なっている。
B. 気分の障害の期間中、以下の症状のうち3つ（またはそれ以上）が持続しており（気分が単に易怒的な場合は4つ）、はっきりと認められる程度に存在している。
躁病エピソードBの（1）～（7）の項目。
C. エピソードには、症状のないときにはその人物に特徴的でない明確な機能変化が随伴する。
D. 気分の障害や機能の変化は、他者から観察可能である。
E. エピソードは、社会的または職業的機能にいちじるしい障害を起こすほど、または入院を必要とするほど重篤でなく、精神病性の特徴は存在しない。
F. 症状は物質（例：乱用薬物、投薬、または他の治療）の直接的な生理学的作用、または一般身体疾患（例：甲状腺機能亢進症）によるものではない。
（身体的な治療、たとえば投薬、電気痙攣療法、光療法などによって明らかに引き起こされた軽躁病様のエピソードは双極II型障害の診断とはしない。）

(American Psychiatric Association : Diagnostic and Statistical Manual of Mental Disorders, Forth Edition (DSM-IV). American Psychiatric Association, Washington DC (1994)―高橋三郎, 大野裕, 染矢俊幸：DSM-IV 精神疾患の分類と診断の手引.医学書院, 東京 (1995).)

(1)食欲減退または過食、(2)不眠または過眠、(3)気力の低下または疲労、(4)自尊心の低下、(5)集中力低下または決断困難、(6)絶望感

(C) この障害の2年の期間中、一度に2ヵ月を超えて（A）、（B）の基準を満たさなかったことがない。

(D) この障害の最初の2年間、大うつ病エピソードが存在したことがない。
　(E) 躁病エピソード、混合性エピソードあるいは軽躁病エピソードがあったことはない。

双極性障害

(1) 双極Ⅰ型障害、単一エピソード
　(A) 1回のみの躁病エピソード、以前に大うつ病エピソードが存在しない。
　(B) 躁病エピソードは、分裂感情障害ではうまく説明されない。また統合失調症、統合失調様障害、妄想性障害または特定不能の精神病障害に重畳したものではない。
　この単一エピソードは躁病の初回のエピソードだけに用いる。
　単一エピソード以外の双極Ⅰ型障害は反復性のもので、現在のエピソード（もっとも新しいエピソード）によって、以下のように診断する。
　もっとも新しいエピソードが
　　　・軽躁病　・躁病　・混合性　・うつ病　・特定不能

(2) 双極Ⅱ型障害
　(A) 1回またはそれ以上の大うつ病の存在
　(B) 少なくとも1回の軽躁病エピソードの存在
　(C) 躁病エピソードまたは混合性エピソードが存在したことがない。
　(D) 基準AとBの気分症状は統合失調感情障害ではうまく説明されない。また統合失調症、統合失調感情障害、妄想性障害、または特定不能の精神病障害に重畳するものではない。

(3) 気分循環性障害
　(A) 少なくとも2年間にわたり、軽躁病症状を伴う多数の期間と、抑うつ症状を伴うが大うつ病エピソードの基準は満たさない多数の期間の存在。
　(B) 上記の期間中、一度に2ヵ月を超える期間、(A) の症状がなかったことがない。
　(C) この障害の最初の2年間に大うつ病エピソード、躁病エピソード、または混合性エピソードが存在したことはない。
　(D)、(E)、(F) は省略する。

B. ICD-10による診断

　ICD-10の気分障害の分類は**表4**[3]に示したが、基本骨格はDSM-Ⅳと大きく変わるものではない。ただ、DSM-Ⅳと異なるのは、初回のうつ病あるいは躁病をうつ病エピソード（F32）、躁病エピソード（F30）として反復性のものと区別している点と、DSM-Ⅳの双極Ⅱ型障害を採用していない点、「身体性症状」という用語を用いて「内因性」を規定している点である。また、DSM-Ⅳは操作的診断基準と称せられているように、診断のための具体的基準が明示されているのに対して、ICD-10は診断のガイドラインという性質であり診断基準を明示したものでない点が異なる。

うつ病エピソード

　典型的症状には（1）抑うつ気分、（2）興味と喜びの喪失、（3）活力の減退による易疲労感の増大や活動性の減少があり、その他の症状として（1）集中力と注意力の減退、（2）自己評価と自信の低下、（3）罪責感と無価値観、（4）将来に対する希望のない悲観的な見方、（5）自傷あるいは自殺の観念や行為、（6）睡眠障害、（7）食欲不振などがある。

　これらの症状の持続は少なくとも2週間持続することが必要であるが、症状がきわめて重症で急激な発症であれば、より短い期間でも診断できる。軽症〜重症の診断は以下のような基準で行われる。

- ・軽症うつ病：典型的症状のうち2症状が存在し、その他の症状のうち少なくとも2つが存在する。
- ・中等症うつ病：典型的症状のうち少なくとも2つとその他の症状のうち少なくとも3つ。
- ・重症うつ病：典型的症状3つのすべてとその他の症状のうち少なくとも4つ、かつそのうちいくつかが重症であること。

反復性うつ病性障害

　うつ病エピソードが反復し、躁病エピソードの病歴を欠くもの。短期間の軽躁病は含めてよい。はじめのうちうつ病を繰り返していても、途中で躁病エピソードが出現した場合には、その時点で双極性感情障害に診断変更する。

躁病エピソード

　高揚した気分、身体的、精神的活動性の亢進が特徴であり、単一の躁病エピソードにのみ用いる。重症度は軽症、中等症、重症の3段階で、次のような基準で診断される。

- 軽躁病：躁病の程度の軽いもの。幻覚・妄想を伴わない。気力と活動性の亢進、いちじるしい健康感と心身両面の好調感が存在する。社会的活動に障害がある場合で、重症かつ完全なものであれば躁病と診断する。
- 精神病症状を伴わない躁病：躁病の気分高揚は興奮に至るまで、さまざまな程度のものがある。活動性の増加、談話心迫、睡眠欲求の減少などがみられる。抑制の欠如、注意保持困難、いちじるしい転導性の亢進が出現することが多い。自尊心が肥大し、誇大的になる、あるいは過度に楽観的になったりもする。躁病と診断するには、エピソードが最低1週間は続き、日常の仕事や社会的活動が妨げられることが必要である。
- 精神病症状を伴う躁病：精神病症状を伴わないものより重症。誇大妄想だけでなく被害妄想も出現する。重症の場合には妄想が顕著になるほかに、観念奔逸や談話心迫のために何をいっているかがつかめなくなる。

双極性感情障害

　気分の高揚、活動性の増大を示す躁病あるいは軽躁病と気分の低下、活動性の減少を示すうつ病を繰り返すもの。エピソードは突然はじまり、2週間から4、5ヵ月間持続する。下位分類は現在のエピソードによって行われる。すなわち、現在軽躁病、現在精神病症状を伴わない躁病、現在精神病症状を伴う躁病というように現在のエピソードをもとに分類する。

C. M.I.N.I.

　M.I.N.I.は Mini-International Neuropsychiatric Interview（精神疾患簡易構造化面接法）の略である。David V.Sheehan と Yves Lecrubier によって1992年に出版されたものである。M.I.N.I.は年間有病率が0.5％以上と比較的頻度の高い16の精神疾患を短時間で診断、鑑別するために作成された構造化面接である。原著には次のような記載がある「M.I.N.I.は、多施設臨床試験や疫学調査に必要とされる簡潔で、かつ正確な精神科構造化面接として、また、一般病院での

精神障害の転帰調査の第一歩として利用されることを考慮し、約15分で施行可能なように作成された」。過去にも多くの精神科構造化面接があるが、いずれも45分以上を要し、実用に供するものではなかった。DSM-Ⅲ-Rに対応する構造化面接SCID-Pを対象にM.I.N.I.の日本語版の信頼性、妥当性が大坪らによって行われたが、診断の一致度を示すKappa係数はほとんどの疾患で0.7以上を示し、また評価者間一致度もほとんどの疾患で0.7以上であり、信頼性、妥当性ともに良好な結果を示した。

気分障害に関しては「大うつ病エピソード」「気分変調症」「精神病像を伴う気分障害」が含まれているが、ここでは「大うつ病エピソード」と「気分変調症」の構造化面接を示す(表6、7)[6]。

D. 軽症うつ病の診断基準

DSM-Ⅳ、ICD-10ともに重症度分類としての「軽症」は規定されているが、最近プライマリ・ケア医あるいは心療内科を受診するうつ病の患者の中に、うつ病の軽症例とは異なる一群が存在するという考え方がある。従来診断においても、たとえば「仮面うつ病」のように身体症状が全面に出るために抑うつ症状が隠れてしまうものが存在した。疾患概念としてこれらを独立に扱うかどうかは議論のあるところであるが、うつ病の中には抑うつに関する症状が少なく、そのためにプライマリ・ケア医によって見落とされるうつ病が存在することは事実であり、これを発見するために「軽症うつ病」の基準を作成し過少診断を防止することは重要である。

最近、熊野らは軽症うつ病の診断基準を作成したので、ここで簡単に紹介しておく。熊野らはうつ病患者89名を対象に症状の調査を行い、大うつ病エピソード9症状のうち、2～6症状をもつ場合を軽症うつ病、7～9症状をもつ場合を中等症以上として、両群の間に出現率の異なる症状を検討した。その結果、「ほとんど一日中、毎日の抑うつ気分」と「ほとんど毎日の無価値感、または過剰であるか不適切な罪悪感」の2項目を用いる(存在する)と、軽症うつ病と中等症以上のうつ病を高い率(77.5%)で判別できることを明らかにした。すなわち、抑うつ気分と興味や楽しみの喪失がある場合、「自分の価値のなさや罪責感を感じる」か否かによって軽症とそれ以外を区別できる(無価値

表6　A. 大うつ病エピソード[6]

(➡では、診断ボックスまで進み、すべての診断ボックスの「いいえ」に○をつけ、次のモジュールに進む)

A1	この2週間以上、毎日のように、ほとんど1日中ずっと憂うつであったり沈んだ気持ちでいましたか？	いいえ　はい	1
A2	この2週間以上、ほとんどのことに興味がなくなっていたり、たいていいつもなら楽しめていたことが楽しめなくなっていましたか？	いいえ　はい	2
	A1、またはA2のどちらかが「はい」である	➡ いいえ　はい	

A3　この2週間以上、憂うつであったり、ほとんどのことに興味がなくなっていた場合、あなたは：

a	毎日のように、食欲が低下、または増加していましたか？または、自分では意識しないうちに、体重が減少、または増加しましたか（例：1カ月間に体重の±5%、つまり70kgの人の場合、±3.5kgの増減）？ 食欲の変化か、体重の変化のどちらかがある場合、「はい」に○をつける。	いいえ　はい	3
b	毎晩のように、睡眠に問題（たとえば、寝つきが悪い、真夜中に目が覚める、朝早く目覚める、寝過ぎてしまうなど）がありましたか？	いいえ　はい	4
c	毎日のように、普段に比べて話し方や動作が鈍くなったり、またはいらいらしたり、落ち着きがなくなったり、静かに座っていられなくなりましたか？	いいえ　はい	5
d	毎日のように、疲れを感じたり、または気力がないと感じましたか？	いいえ　はい	6
e	毎日のように、自分に価値がないと感じたり、または罪の意識を感じたりしましたか？	いいえ　はい	7
f	毎日のように、集中したり決断することが難しいと感じましたか？	いいえ　はい	8
g	自分を傷つけたり自殺することや、死んでいればよかったと繰り返し考えましたか？	いいえ　はい	9

A1～A3の回答に、少なくともA1とA2のどちらかを含んで、5つ以上「はい」がある？	いいえ　はい 大うつ病エピソード 現在

患者が大うつ病エピソード現在の診断基準を満たす場合A4に進む、それ以外は、モジュールBに進む：

表7 メランコリー型の特徴を伴う大うつ病エピソード（選択）[6]

(➡では、診断ボックスまで進み、その中の「いいえ」に〇をつけ、次のモジュールに進む)

患者が、大うつ病エピソード現在の診断基準を満たす場合、下記の事項を検討する：

			いいえ	はい	
A5	a	A2が「はい」である？	いいえ	はい	
	b	最近の憂うつな期間の中でもっとも憂うつが強かったとき、以前ならとても楽しめたり、元気づけられたことに対してさえも反応することができませんでしたか？「いいえ」の場合、以下の質問もする：何かとても良いことがあっても、一時的にさえ、より良い気分となりませんでしたか？	いいえ	はい	12
		A5a、またはA5bのどちらかが「はい」である？	いいえ	はい	

A6 この2週間以上、憂うつであったり、ほとんどのことに興味がなくなっていた場合、あなたは：

			いいえ	はい	
	a	その憂うつな気分は、親しい人が亡くなったときに感じる感情とは異なりましたか？	いいえ	はい	13
	b	毎日のように、決まって朝の方が気分が悪くなりましたか？	いいえ	はい	14
	c	毎日のように、いつもより2時間以上早く目が覚めて、また寝つくのが大変でしたか？	いいえ	はい	15
	d	A3cが「はい」である（精神運動抑制、または焦燥）？	いいえ	はい	
	e	A3aが「はい」である（食欲低下、または体重減少）？	いいえ	はい	
	f	現実の状況と比べると、罪の意識を強く感じすぎていたり、不適切な罪の意識を感じましたか？	いいえ	はい	16

A6の回答に、3つ以上「はい」がある？

いいえ	はい
メランコリー型の特徴を伴う	
大うつ病エピソード	
現在	

(David V. Sheehan, Yves Lecrubier 著, 大坪天平, 宮岡 等, 上島国利 訳：M.I.N.I. 精神疾患簡易構造化面接法 MINI INTERNATIONAL NEUROPSYCHIATRIC INTERVIEW, 日本語版 5.0.0, 星和書店, 2000.)

図6 うつ病重症度スケール[7]

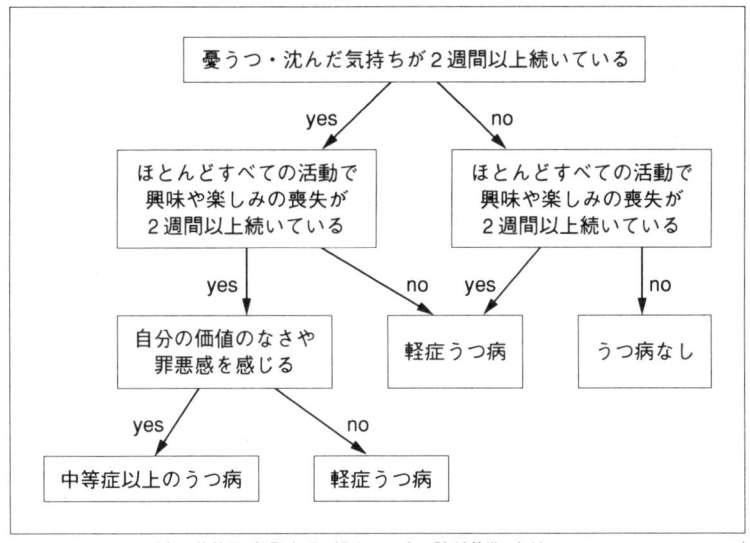

(宮坂菜穂子,熊野宏昭:軽症うつ病の診断基準,内科 Vol.92 No.4, p.642, 2003.)

感、罪責感がない場合は軽症)。また、抑うつ気分が存在しない場合には興味や喜びの喪失が2週間続いている場合は軽症うつ病と診断し、これがない場合はうつ病ではないと診断できる。

　これを熊野らは図6[7]のようにまとめている。この基準は内科診療における軽症うつ病発見に有用と考えられるが、あくまでもDSM-Ⅳの診断基準をもとにしたものであり、新たな臨床単位としての「軽症うつ病」とはいいがたい。

III. うつ病解明への手がかり

　この章では、これまでのうつ病に関連する病因、病態研究の進歩を振り返ることにする。ご承知のようにうつ病の病因、病態研究は1960年代の薬理研究に端を発している。この流れは今日まで連綿と続いている。1980年代以降には新たに画像研究が登場した。その初期はもっぱらCTやMRIによる脳の構造的側面に焦点が当てられたが、SPECT、PET、fMRIなどが登場することにより、機能的画像研究が長足の進歩を遂げた。また、1990年代に入って、分子遺伝学の手法が確立され遺伝子の解析に関心が向けられるようになった。

1. 抗うつ薬の薬理研究で明らかになったこと

　古典的薬理研究は抗うつ薬の作用機序を明らかにすることを目的に、そしてそれはうつ病の病因・病態の解明の手がかりにつながるものとの期待から、この30〜40年間、精力的に行われてきた。抗うつ薬が共通してノルアドレナリンやセロトニンの神経末端で再取り込みを阻害すること、その結果シナプス間隙のノルアドレナリンやセロトニンの濃度が増加すること、後シナプスのβ受容体や5HT$_2$受容体のdownregulationが生じること、しかし受容体以後のセカンドメッセンジャーおよび核内メッセンジャーカスケードは逆に亢進することなどが明らかにされてきた。最近では分子生物学や分子遺伝学の手法が導入され、より精密な作用機序研究が進展している。ここでは、ごく簡単に古典的薬理研究を振り返った上で、最近注目を集めている抗うつ薬や気分安定薬の新たな作用機序に関する研究領域とストレスとの関連に関する研究の進展について、少し詳しく触れることにする。

A. 抗うつ薬の薬理研究が生み出した仮説
(1) モノアミン欠乏仮説の新展開

　いうまでもなく、抗うつ薬の作用機序研究は三環系抗うつ薬の再取り込み阻害作用の発見にその端を発している。やがて、この一連の研究はモノアミン欠乏仮説を生み出した。しかし、その後すべての抗うつ薬が再取り込み阻害能を持つものでないことや、臨床効果発現の時間経過と再取り込み阻害作用の発現時期が異なることなど矛盾点も多く指摘されるようになった。躁うつ病患者を対象に、その生体成分を分析してモノアミンやその代謝物が変化しているか否かを明らかにしようとする多くの研究が、1970年代から80年代前半にかけて精力的に行われた。その結果は、髄液中の 5-HIAA の低値、MHPG の低値、HVA の低値など比較的再現性の高い結果が一部得られたものの、確実でモノアミン欠乏仮説を立証できるほどの所見は得られなかった。

　1980年代以降は、この種の研究は影をひそめたが、まったく行われなくなったわけではない。たとえば Geracioti らはうつ病患者の髄液中のノルアドレナリン (NA)、MHPG、トリプトファン、5-HIAA を測定し、正常者にみられる 5-HIAA と MHPG の逆相関がうつ病ではみられないことから、ノルアドレナリン系とセロトニン系の間にアンカップリングが起こっているのではないかと考察している。また、Kelly と Cooper はメランコリー型と非メランコリー型の間に髄液中の NE 濃度の変動の有意な違いがあることを報告している。したがって、モノアミン系の機能異常は存在するものの、それはモノアミンの減少や増加といった変化として現れるのではなく、モノアミンシステムの調節障害としてとらえるべきであると考察している。抗うつ薬投与でノルアドレナリンの代謝回転が低下することが知られているが、Owens らは、この現象はノルアドレナリン選択的抗うつ薬だけでなく、セロトニン選択的抗うつ薬や ECT でも認められるものであり、うつ病の治療機序に深く結びつくものと考えている。

　モノアミン欠乏仮説を支持する研究のひとつにモノアミンの欠乏を人為的に行う方法がある。この一連の研究は Delgado らにより報告されているが、その要点は SSRI によってうつ病が寛解した症例の多くはセロトニン欠乏（トリプトファン欠乏食）により容易に再燃し、ノルアドレナリン再取り込み阻害薬で寛解した症例の多くはカテコラミン欠乏（α-methyl-p-tyrosine 投与）により再

燃が生じるというものである。最近、彼らはこの方法を用いてうつ病の脆弱性を予測することが可能という内容の報告を行っている。

このように、モノアミン欠乏仮説は下火になったとはいえ、新たな展開をみせつつあるように思える。

(2) 受容体感受性亢進仮説の検証

モノアミン欠乏仮説にとって代わったのが受容体感受性亢進仮説であった。1970年代から進展した受容体研究の結果、抗うつ薬の慢性投与により、ノルアドレナリン（NA）やセロトニン（5HT）のdownregulationが生じることが明らかにされ、抗うつ薬の作用機序の本態ではないかと注目を集めた。うつ病ではこれら受容体の感受性が亢進しており、抗うつ薬を慢性投与することで、その感受性が正常化されるというのが受容体感受性亢進仮説である。この仮説は抗うつ薬慢性投与により、はじめて臨床効果が現れるという薬理効果を説明するには魅力的な仮説であった。しかし、一方で薬理学的な矛盾も抱えていたのである。そのひとつはすべての抗うつ薬がβ受容体あるいはセロトニン受容体のdownregulationを引き起こすものではない点である。SSRIの一種であるfluoxetineはβ受容体はもちろん、$5HT_2$受容体のdownregulationも引き起こさない。また、ECTは$5HT_2$受容体のdownregulationとは逆にupregulationを引き起こすことが知られる。β受容体の阻害薬に抗うつ効果はなく、逆にうつを引き起こすことすらある。

一方、うつ病患者を対象とした臨床研究においては、$5HT_2$受容体感受性亢進を裏付ける研究結果が蓄積されてきたのは事実である。具体的には血小板の$5HT_2$受容体結合の亢進や血小板のセロトニン刺激によるCa反応の亢進、セロトニンの前駆物質である5HTP負荷によるコルチゾール分泌の亢進、死後脳を用いた検討で$5HT_2$受容体結合の増加などがその代表といえる。また、α_2受容体結合の増加やβ_1受容体のdownregulationが抗うつ効果のマーカーになるという報告などもみられる。

しかし、これらの情報は直接うつ病患者の脳内で起きている事象をとらえたものでない点が弱点とされてきた。死後脳の場合は、脳を直接みてはいるが、あくまでも「死後」である。近年の画像の方法論の進歩は目ざましく、PETによる受容体研究に期待が集まっているのは当然といえよう。

B. 抗うつ薬の投与は神経細胞の生死に影響する

　Dumanの一連の研究（これには日本の精神科医である森信と任生谷も関わった）により、慢性の抗うつ薬の投与が細胞内情報伝達系の要であるcAMP-CREBカスケードのupregulationを引き起こすことが明らかになった（図7）。CREBがリン酸化されるとBDNFというtrophic factorの合成が亢進するが、このBDNFはシナプス機能の維持や神経細胞の生死に関わっていることが明らかにされている。抗うつ薬の慢性投与によって辺縁系、特に海馬におけるBDNFの発現が増加し、ストレスによるBDNFの低下を阻害することが報告されている。また、BDNFを動物の中脳に直接投与すると学習性無力や強制水泳など、うつ病のモデルに対して治療効果をあげることも報告されている。最

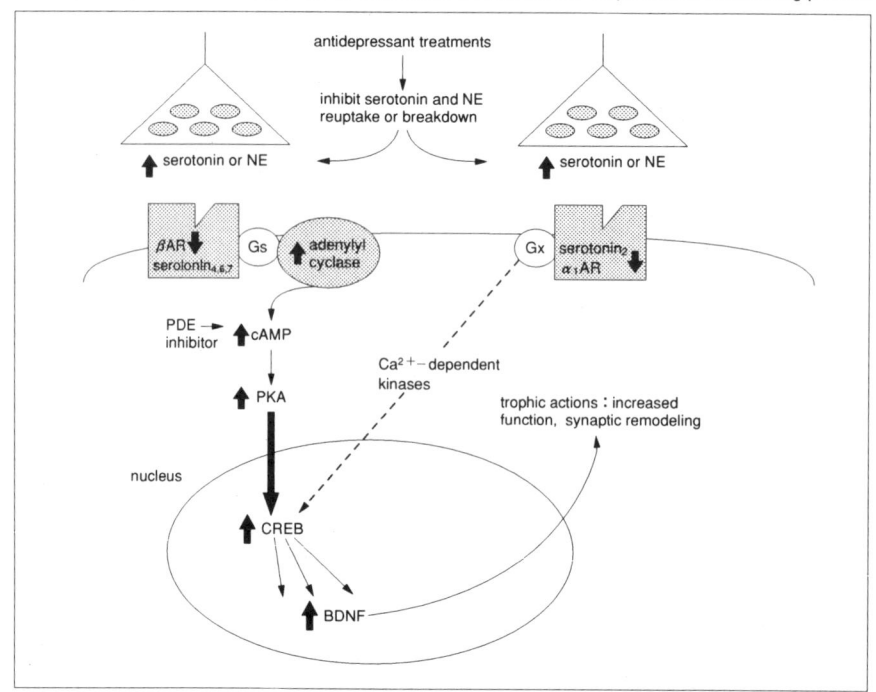

図7　抗うつ薬長期投与の分子作用機序のモデル
（βAR：β-adrenergic receptor；cAMP：cyclic adenosine 3', 5'-monophosphate；NE：norepinephrine；PKA：cAMP-dependent protein kinase；CREB：cAMP response element-binding protein）

近、このBDNFが脳の構造的変化に関与するという研究報告がなされて、注目を集めている。

では、実際にうつ病の患者で脳内のBDNFが低下しているのであろうか。死後脳を用いたBDNFの研究はまだほとんど行われていないが、抗うつ薬の投与を亡くなる直前まで受けていた患者の死後脳では、投薬をうけていない患者の死後脳に比してBDNFの値が高かったという一報告がある。また、わが国では千葉大学の橋本らがうつ病患者血液中のBDNFを測定して低下していると報告しており、臨床マーカーになるかどうか注目される。

さらに最近のホットな話題は、抗うつ薬の慢性投与によって海馬の歯状回の顆粒細胞層の神経新生が促進されるという報告である（図8）[8]。これは大半の

図8 Model of adult neurogenesis in the granule cell layer of hippocampus.[8]
Neurogenesis is localized to the sub-granular zone (SGZ) of the hippocampus, which is between the granule cell layer (GCL) and the hilus. Neural progenitor cells proliferate and give rise to new cells that differentiate into neurons and migrate into the granule cell layer. These new granule cells extend axons and dendrites and appear to integrate functionally into the existing granule,cell layer. "mfp" identifies the mossy fiber pathway which projects to the CA3 pyramidal cell layer. Adult neurogenesis can be up or down-regulated by a number of stimuli, suggesting that neural adaptations in response to these treatments may involve regulation of neurogenesis.

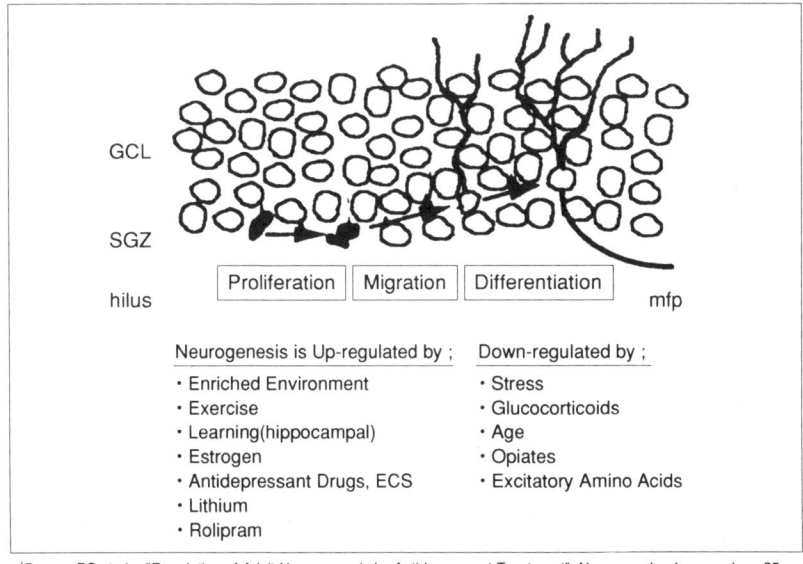

(Duman RS et al. : "Regulation of Adult Neurogenesis by Antidepressant Treatment", Neuropsychopharmacology 25: 836-844, 2001.)

抗うつ薬に共通する現象であることや、ストレス負荷は逆に神経新生を抑制することから、ストレスによる神経新生の抑制が抗うつ薬によって解除されることなど興味深いことが次々に明らかにされている。この現象が抗うつ効果とどのように関係しているかについては今後の研究に待たねばならないが、興味の持たれるテーマといえよう。

C. リチウムの作用機序研究にも新しい流れができつつある

リチウムの作用機序研究も抗うつ薬研究と並ぶ中心的な研究テーマであった。あらゆる角度から研究がなされ、それはNaポンプのレベルからPI代謝回転に至る膨大なものであった。しかし、いまだ決定的な機序は解明されないままである。ところが、最近、治療的濃度のリチウムやバルプロ酸ナトリウムが、ラットの前頭葉のbcl-2の発現を2倍近く増加させることがChenらによって明らかにされた。bcl-2は細胞死を抑制する神経保護作用を持つ蛋白であり、リチウムが抗うつ薬と同様、海馬の神経細胞の新生に促進的に働く効果と相まってにわかにこの作用に注目が集まったのである（図9）[9]。

当然のことながら、関心は、リチウムあるいはバルプロ酸ナトリウムを服用した患者とそうでない患者の死後脳で前頭前野のボリュームに差がないかどうかに向かった。Drevetsらは古いサンプルを洗いなおした結果、リチウムあるいはバルプロ酸ナトリウムを服用していた群では、そうでない群に比べて前頭前野の体積が大きいことを報告した。さらにその後Manjiらのグループは三次元MRIを用いて、かつ白質と灰白質を分けてその体積を計算する方法を用いて、リチウム服用前、4週間服用後に撮像して、それぞれの体積を計算した。その結果、全灰白質体積がリチウム服用後に有意に増加したのに対して、白質の体積に変化は認められなかった（図10）[10]。まだ、この研究は緒についたばかりであり、今後のデータの集積が必要であるが、新たな展開をみせる可能性を秘めているのは確かであろう。

D. ストレスとうつ病の関係にも分子生物学のメスが入る

ストレスがうつ病の発症に深く関わっていることはずいぶん昔から指摘されてきたことであり、どのような性質のストレスが関係するかについての心理学

図9 [9]

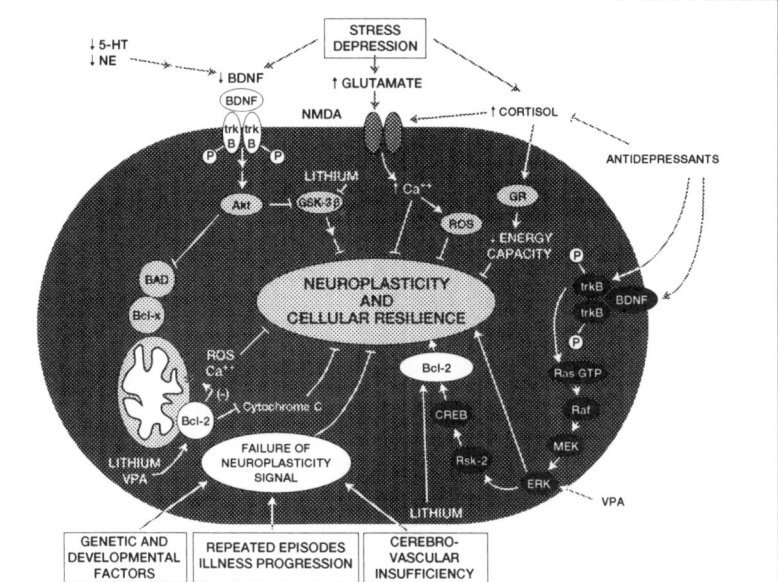

Figure 1.
Neuroplasticity and cellular resilience in mood disorders. There are multiple influences on neuroplasticity and cellular resilience in mood disorders. Genetic/neurodevelopmental factors, repeated affective episodes, and illness progression may all contribute to the impairments of cellular resilience, volumetric reductions, and cell death/atrophy observed in mood disorders. Stress and depression likely contribute to impairments of cellular resilience by a variety of mechanisms, including reductions in the levels of brain-derived neurotrophic factor (BDNF), facilitating glutamatergic transmission via N-methyl-D-aspartate (NMDA) and non–NMDA receptors, and reducing the cell's energy capacity. Neurotrophic factors such as BDNF enhance cell survival by activating two distinct signaling pathways: the phosphotidylinositol-3 (PI-3) kinase pathway, and the extracellular signal–regulated kinase (ERK) mitogen-activated protein (MAP) kinase pathway. One of the major mechanisms by which BDNF promotes cell survival is by increasing the expression of the major cytoprotective protein, bcl-2. Bcl-2 attenuates cell death via a variety of mechanisms, including impairing the release of calcium and cytochrome C, and by sequestering proforms of death-driving cysteine proteases (called caspases), and by enhancing mitochondrial calcium uptake. The chronic administration of a variety of antidepressants increases the expression of BDNF, and its receptor trkB. Lithium and valproic acid (VPA) robustly upregulate the cytoprotective protein bcl-2. Lithium and VPA also inhibit glucogen synthase kinase (GSK-3β), biochemical effects shown to have neuroprotective effects. VPA also activates the ERK MAP kinase pathway, effects which may play a major role in neurotrophic effects and neurite outgrowth. trkB, tyrosine kinase receptor for BDNF; NGF, nerve growth factor; Bcl-2 and Bcl-x, antiapoptotic members of the bcl-2 family; BAD and Bax, proapoptotic members of the bcl-2 family; Ras, Raf, MEK, ERK, components of the ERK MAP kinase pathway; CREB, cyclic adenosine monophosphate (cAMP) response element binding protein; Rsk-2, ribosomal S-6 kinase; ROS, reactive oxygen species; GR, glucocorticoid receptor; 5-HT, 5-hydroxytryptamine (serotonin); NE, norepinephrine; GTP, guanine triphosphate; Akt, a serine-threonine kinase member of the phosphatidyl-3 kinase pathway.
Modified and reproduced from reference 130: Moore GJ, Bebchuk JM, Wilds IB, Chen G, Manji HK. Lithium-induced increase in human brain grey matter. Lancet. 2000;356:1241-1242. Copyright © 2000, Elsevier Science.

(Jorge A et al. : Enhancing synaptic plasticity and cellular resilience to develop novel, improved treatments for mood disorders, Dialogues in Clinical Neuroscience Vol.4 No.1-20, p.84, 2002.)

的研究はそれなりに進んできたが、生物学的なレベルからも最近研究が進んでいる。その出発点は動物実験や細胞生物学の研究によるところが大である。もっとも有名な研究はある種のストレスをマウスやラットにかけると、海馬のCA3という領域の神経の軸索が萎縮を起こしたり、神経細胞が死んでしまうというものである。

図10 Lithium increases gray matter [10]

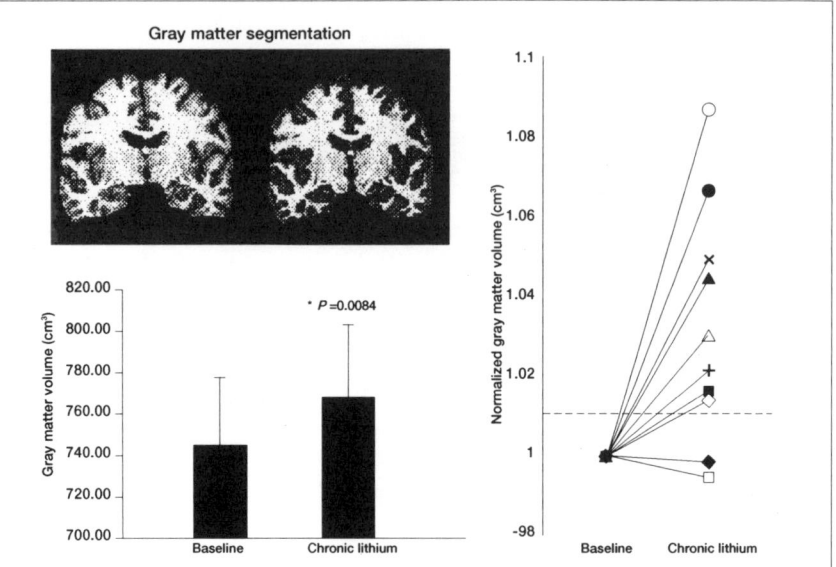

Figure 2.
. Brain matter is increased following 4 weeks of lithium administration at therapeutic levels in bipolar disorder patients. A slice of brain tissue volumes using high-resolution three-dimensional magnetic resonance imaging (MRI) (124 images, 1.5-mm thick coronal T_1 weighted spoiled gradient (SPGR) images), and validated quantitative brain tissue segmentation methodology to identify and quantify the various components by volume, including total brain white and gray matter content. Measurements were made at baseline (medication-free, after a minimum 14-day washout) and then repeated after 4 weeks of lithium at therapeutic doses. Chronic lithium significantly increases total gray matter content in the human brain of patients with bipolar disorder. No significant changes were observed in white matter volume, or in quantitative measures of regional cerebral water.
Modified and reproduced from reference 2: Manji HK, Drevets WC, Charney DS. The cellular neurobiology of depression. Nat Med. 2001;7:541-547. Copyright © 2001, Nature Publishing Company.

(Jorge A. Quiroz MD ; Husseini K. Manji, MD, FRCPC : Clinical research : Enhancing synaptic plasticity and cellular resilience to develop novel, improved treatments for mood disorders, p.87, 2002.)

　そのメカニズムとして注目されるのは、ストレスが視床下部-下垂体-副腎皮質系（HPA系）を活性化し、多量の副腎皮質ホルモンが分泌されることにあることがわかっている。実際にうつ病の患者の3〜4割に血中コルチゾール高値が認められ、同時に海馬体積の減少を伴っていることが報告されている。興味深いことは、ストレスあるいはグルココルチコイドに一度晒されると神経細胞の回復力、抵抗力が弱くなるということである。これは生物学的な別の傷害に対してももろくなることを意味しており、心理学的ストレスにも同様のことがいえるとすれば、うつ病のキンドリング仮説を証明することになる。臨床的

によく経験されることであるが、発病初期には明確なストレスがあってうつ病になるひとが、再発するときにはかならずしも明瞭なストレスが見出せない場合があるが、まさにこの現象を説明できるように思われる。

2. 機能的画像研究の成果

　ここでは初期の構造に関するCTやPETを用いた研究は紙面の関係で取り上げない。SPECT、PET、fMRIなどの機能的画像研究に絞って、その成果をまとめておく。

A. 脳血流研究

　機能的画像研究の中心は血流研究にある。PETやSPECTによる脳局所の血流量の測定はもっぱら前頭葉を中心に検討された。初期の研究はおもに安静閉眼時の血流量をみたものが多かった。Benchらの精力的な研究から、うつ病では安静時において左背外側前頭前野（DLPFC）、前帯状回の血流低下が明らかにされ、これらの低下はうつ病の回復に伴って正常化することが報告された。また、うつ病の症状と局所脳血流量との間に相関があることも報告され、うつ病の病態との関係が示唆されるに至った。もっとも大きな疑問である薬物の影響については、一応否定された。また、疾患特異性の点は関心事であるが、統合失調症を対象にした膨大な研究結果を照合すると、左DLPFCと会話の貧困が相関することが明らかになり、疾患特異性よりも特異的な症状と関連する現象という見方に傾いている。したがって、少なくとも安静閉眼時の局所脳血流は疾患特異的マーカーではなく状態を反映するマーカーの可能性が高いといえよう。また、多くの研究はDLPFCに焦点を当てているが、これのみに絞りこむ必然性はまだない。事実、同じ前頭葉でも腹外側あるいは眼窩面に注目する研究や、内側前頭葉に焦点を当てる研究者もあって、DLPFCに絞り込んでしまえないところもある。

　初期の研究はもっぱら安静閉眼時を対象にして行われたが、技術が進むにつ

れて、何らかの刺激をした時と安静時を比較する研究が行われるようになった。しかし、この研究領域の結論はまだしばらく得られないといわざるを得ない。

B. 受容体イメージング研究の進展

　当初、PET 研究は血流量の研究か糖代謝の研究に限られていた。その理由はリガンドの開発が遅れていたことによる。1990 年代に入って、まず統合失調症を対象にドパミン受容体の研究が精力的に行われるようになったのも、同時期にやっと D_2 受容体のリガンドが合成されたからである。しかし、うつ病に関してはモノアミンの中でも、もっぱらノルアドレナリンとセロトニンに関心が持たれていたので、D_2 受容体の検討はほとんど行われなかった。逆にいえば、セロトニン受容体やノルアドレナリン受容体のリガンド開発が遅れていたということである。D_2 受容体の検討はごくわずかであり、線条体の D_2 結合能が増加しているとする報告があるものの、臨床症状との関連は明らかでなく、また皮質の D_2 受容体結合能に変化がない、あるいは皮質の D_1 受容体結合能は減少しているとの大久保らの報告もある。

　最近、セロトニン関連の受容体あるいはトランスポーターのリガンドが開発、改良されて、$5HT_{1A}$、$5HT_2$、$5HT_{2A}$ 受容体あるいはセロトニン・トランスポーターの研究結果が報告されはじめた。$5HT_{1A}$ の初期のリガンドは非特異的結合が高く信頼性に欠けるものであり、合成に工夫がなされてやっと最近選択性の高いリガンドが得られるようになった。$5HT_{1A}$ 選択的なリガンドとして開発された [11C]WAY-100635 はそのひとつであり、これを用いた研究はまだ多くはないが、大うつ病を対象にした 2,3 の報告では結合能の低下あるいは不変という結果である。

　一方、$5HT_{2A}$ 受容体の PET 研究は $5HT_{1A}$ よりもはるかに多い。これまでに 11 編の報告があるが、このうち 3 編は帯状回、島、下前頭葉皮質を含む皮質領域での結合能の低下を報告している。しかし、これら 3 編は共通して撮像前の未服薬期間が 2,3 週間と短く、抗うつ薬投与中には $5HT_{2A}$ の downregulation が起こることから、この結果はこれらの条件を加味して考えざるを得ない。投薬中止期間を 3〜6 ヵ月おいた 2 つの研究結果はいずれも不変（皮質全体）であった。その後、Meyer らはうつ状態の程度の強い、絶望感や悲観の強いケース

において前頭前野（9野）の5HT$_{2A}$結合能が増加していることを報告しており、自殺者死後脳の所見と一致する。今のところ、もちろん結論づけることはできないものの、自殺に至るようなかなり重症なうつ病に限って5HT$_{2A}$の結合脳の増加が認められるのかも知れない。

　11編の残りの5編は薬物使用中であったり、中止後の時間が1週間と短かったりで評価の対象にはなりにくい。

　セロトニン・トランスポーターのPETによる研究も始まったばかりである。これまでに4編の報告があり、そのうち2編は脳幹部での低下を報告しているが、Meyerらは不変、Dahlstromらは児童青年期を対象に中脳、視床下部での増加を報告しており、一致した結果は今のところ得られていない。

　機能的画像研究は、直接生きた脳の活動状態を非侵襲的に見ることができる有力な武器であり、今後ますます発展することが期待されるが、患者の状態のコントロール、服薬の問題、重症度の問題など、結果をバラつかせる条件をいかにコントロールするかが大きな課題であろう。

3. 遺伝子研究の行方

　今日の分子遺伝学の隆盛は多くの遺伝性神経疾患、筋疾患の原因遺伝子を解明し、これからは遺伝子治療の時代といわれている。しかし、こと精神疾患については話は簡単ではない。気分障害に関していえば、従来の臨床遺伝学の研究、なかでも一卵性双生児の研究などから、気分障害、特に双極性障害の病因に遺伝が絡んでいることは明らかにされてきた。しかし、その関与の仕方はせいぜい6割程度であり、遺伝の関与は発症脆弱性と関連しており、発病には環境因子の関与が大きいと考えられてきた。したがって、家族性に多発する一部を除いて、ひとつの原因遺伝子が存在する可能性は少なく、多因子によって発症脆弱性が規定されている可能性が高い。

　遺伝子研究はその方法論により、連鎖研究と関連研究の大きくふたつに分かれる。連鎖研究は主としてメンデル遺伝形式をとる遺伝子の変異を探索するた

めに用いられる。関連研究は発病の危険性を高める遺伝子変異を見つけ出す方法である。連鎖研究ではこれまで第4、12、18、21、Xなどの染色体が候補領域として挙げられてきた。最近、加藤が22番染色体上に連鎖領域を見つけた。この研究についてはⅦ章で取り上げてある。この連鎖解析の研究のうち複数の研究グループによって追試再現された染色体領域は18番と21番である。一方、関連研究にはセロトニン系候補遺伝子、ノルアドレナリン系候補遺伝子、ドパミン系候補遺伝子、モノアミン代謝系候補遺伝子、GABA系候補遺伝子、細胞内情報伝達系候補遺伝子など幅広く検討されているが、まだ確実な関連遺伝子は同定されていない。

IV. うつ病の治療法は進化する

　うつ病の本格的治療のはじまりは抗うつ薬が発見された1950年代以降のことなので、まだ半世紀程度である。薬の開発は1990年代になるまでは、同じ系統の薬（三環系抗うつ薬）に終始してきた。その後の新規抗うつ薬の開発はSSRIを中心に急速に進展し、薬物療法の新時代が到来した。しかし、うつ病の3割は薬物治療抵抗性といわれ、さらに力のある抗うつ薬の開発が期待されている。

　うつ病の治療は薬物療法が中心にあるものの、これのみで治療が完結されるわけではない。うつ病の大半がストレスが引き金になって発病すること、うつ病の患者にはしばしば認知のパターンに特有のゆがみがみられ、これがうつ病からの回復を遅らせたり、再発につながることから、認知療法や対人関係療法などの精神療法が重要である。

　電気痙攣療法（ECT）は薬物療法が登場する以前の1930年代から1950年代までうつ病の治療法の中心であった。抗うつ薬の登場でしばらくECTは治療の一次選択でなくなった。しかし、薬に反応しないうつ病が存在することや、薬の効果が現れるまでに2週間程度の時間を要するのに対して、薬に反応しないうつ病の中に確実にECTで改善する例があること、ECTは即効性であることから、ECTの再評価が行われるに至った。

　本章では薬物療法の現状と問題点、これから開発が期待される薬物、精神療法の効果、mECTを中心に取り上げる。

1. うつ病薬物治療の現状

　現在、わが国で市販されている抗うつ薬は表8に示す16種（スルピリドを含めて）である。1999年以後に市販されたSSRI, SNRIを除くと、トラゾ

表8 抗うつ薬一覧

分類		一般名	商品名
第一世代	三環系	イミプラミン	トフラニール、イミドール、クリテミンなど
		アミトリプチリン	トリプタノール、ミケトリン、ラントロンなど
		トリミプラミン	スルモンチール
		ノルトリプチリン	ノリトレン
		クロミプラミン	アナフラニール
第二世代		アモキサピン	アモキサン
		ロフェプラミン	アンプリット
		ドスレピン	プロチアデン
	四環系	マプロチリン	ルジオミールなど
		ミアンセリン	テトラミド
		セチプチリン	テシプール
	SSRI	フルボキサミン	ルボックス、デプロメール
		パロキセチン	パキシル
	SNRI	ミルナシプラン	トレドミン
	その他	トラゾドン	デジレル、レスリン
		スルピリド	ドグマチール、アビリット、ミラドール、オンベランなど

ン以外はすべて三環系と四環系である。1999年にわが国最初のSSRIであるフルボキサミンが市販され、2000年にはパロキセチンとSNRIの第一号であるミルナシプランが市販されるに至って、それまで三環系中心で行われてきたわが国のうつ病の薬物療法は、大きく様変わりを見せている。薬物の選択は症例ごとに異なるが、原則的なところは重症度によって分かれる。ここでは日常どのような処方が一般的に行われているかをまとめておく。

A. 軽症・中等症のうつ病

　SSRIが登場する以前はプライマリ・ケア医はもっぱらスルピリドとベンゾジアゼピン系抗不安薬を処方していた。また、精神科医は四環系抗うつ薬であるマプロチリン、ミアンセリン、セチプチリンか、1991年に市販されたトラゾドンを処方してきた。三環系を用いる場合には、比較的抗コリン性副作用の少ないアモキサピンかノルトリプチリンを選択することが多かった。しかし、1999年にSSRIが市販されてからは、軽症うつ病の第一選択薬はSSRIないしはSNRIに置き換わった。具体的にはフルボキサミン（50〜150mg/日）、パロキセチン（20〜40mg/日）などのSSRIか、SNRIであるミルナシプラン（50

～100mg/日）のいずれかが選択される。SSRI、SNRI が何らかの理由（副作用など）で使えない場合には、従来薬の中でスルピリド、ミアンセリン、マプロチリンなどを使用することになる。避けるべきことはベンゾジアゼピン単独の使用である。基本的にベンゾジアゼピンには抗うつ作用はないので、不安を解消する目的以外には使用すべきではない。不安を伴うケースではベンゾジアゼピン系抗不安薬を併用する場合があるが、この場合にも抗うつ薬の効果が現れるまで（せいぜい2、3週間）にとどめるべきである。

B. 精神病症状を伴わない重症うつ病

SNRI は現在ミルナシプラン1種類のみであり、重症うつ病に対する評価はまだ定まっていないが、海外で広く使用されているヴェンラファキシンは用量を上げれば重症にも有効といわれている。重症うつ病の場合には、三環系抗うつ薬への期待は今でも大きい。特に入院を必要とする場合には、はじめから第一世代の三環系抗うつ薬を用いることも多い。イミプラミン、アミトリプチリン、クロミプラミンがその代表であり、投与量の目安は50～225mg/日である。抗コリン性副作用に対する耐用性がない場合には、第二世代の三環系抗うつ薬であるアモキサピンやドスレピン、あるいは第一世代ではあるが比較的副作用の少ないノルトリプチリンが選択される。クロミプラミンの点滴も有用な場合がある。不安・焦燥が強い場合には少量の神経遮断薬（レボメプロマジン10～25mg）あるいは抗不安薬（レキソタン6～15mg）を併用する。

C. 精神病症状を伴う重症うつ病

抗うつ薬と抗精神病薬の併用が原則である。抗うつ薬は三環系が第一選択になるが、SNRI、SSRI も用いてみる価値はある。抗精神病薬は、従来はハロペリドールが中心であったが、錐体外路症状や遅発性ジスキネジアなどの副作用を避ける意味で非定型抗精神病薬が使用される頻度が増している。

D. いつまで薬を投与すべきか？

抗うつ薬はいつまで継続すべきか。最大投与量をどこまで継続すべきか。この点については治療者の迷うところである。従来はそれぞれ治療者の経験に照

らし合わせて判断されていたが、最近エビデンスに基づいて継続投与の期間が示されるようになってきた。それらによると、抗うつ薬による治療で症状が改善した後、最低4ヵ月間は最大投与量で継続することが勧められている。早期の減量や中止が再燃を引き起こすことが知られているからである。4ヵ月以降は漸減し、再燃のないことを確認して中止するのが一般的であるが、再発例の場合には予防的維持投与を検討する必要がある。頻回にうつ病を繰り返す例で、抗うつ薬の治療効果が明確な場合には、漸減中止するのではなく長期に予防投与することが再発を防ぐ上で有効である。SSRIやSNRIが登場する以前は副作用のために長期投与が困難であったが、SSRI、SNRIは最大投与量を維持投与することが可能なので、これによる維持投与が今後は増えるものと思われる。

2. うつ病薬物療法の問題点

現在われわれが用いることのできる薬物を駆使すると約7割のうつ病は病相寛解に至るが、3割のうつ病は薬物治療抵抗性を示す。したがって、まだまだ現在の抗うつ薬は理想の抗うつ薬とはほど遠いといわざるを得ない。ここでは現在の抗うつ薬療法の問題点を整理してみたい。

A. 難治性うつ病の存在

難治性うつ病がすべて薬物治療抵抗性とはいえない部分があることは多くの専門家が指摘している。特に診断に問題がある場合もあるので、「難治性」と決める前に診断の見直しをするべきである。また、投与量が不十分なためにみかけ上「難治」にみえるものもあるので、投与量のチェックも重要である。しかし、これらを除いてもなお、真に難治の症例が存在するのも事実である。この中には後で触れるECTに反応するものがあるので、これらは厳密にいえば難治とはいえないかも知れない。

さて、手持ちの抗うつ薬で効果が得られない場合にECT以外に打つ手はあるか？残念ながら、確たる方法は見当たらないが、いくつかの新たな試みが行

表9 新たな薬物療法の試み

	比較試験の結果	オープン試験	コメント
抗精神病薬	++	++	精神病像を伴ううつ病
リチウム併用	++	++	日本での適応なし
甲状腺剤（T3、T4）	++	++	
トリプトファン	0	+	
TCA＋SSRI	0	+	TCAの血中濃度に注意
メチルフェニデート	0	+	依存に注意
Pindolol＋SSRIs	0	+	
ECT	0	++	再発多い

われている。表9にこれまでに報告されている新たな薬物療法をまとめた。これらはいずれも抗うつ薬の効果を増強するものであり、単独では抗うつ効果はほとんどない（ECTは単独の効果）。比較試験で有効性が確認された方法には抗精神病薬、リチウム、甲状腺ホルモンがあり、これらはすでに臨床の現場で用いられている。トリプトファンはセロトニンの前駆アミノ酸であり、脳内でセロトニンに変換されることからセロトニン増強を目的に用いた報告がある。メチルフェニデートは現在、ほとんど用いられていない。ピンドロールは本来はβ-ブロッカーであるが、セロトニン1A受容体を遮断する作用がある。SSRIにピンドロールを併用するとSSRIの効果発現が早くなるという報告がある。これらはいずれもオープン試験のみであり、今後比較試験などで確認されるまでは臨床の実際での使用には供されない方法である。

B. 完全寛解に至らない例がある

治験の段階での所見であり、比較的短期間での判定であるので、これらのデータをそのまま臨床の実際にあてはめることはできないが、8週間くらいの治験の結果からはうつ病が寛解に至るのは30～40％にすぎない。治験ではその薬が有効かどうかの判定はうつの症状の改善の程度がプラセボと比べて有意に高い、あるいは既成の抗うつ薬と比べて同じ程度の改善を示すことを証明することが求められるが、寛解率は必須事項ではない。しかし、臨床の実際においてはうつ病の患者さんの治療目標はあくまでも寛解である。症状が軽減されただけでは日常生活、社会生活は十分には行えないのである。

C. 早期に改善が得られない

　抗うつ薬が効果を現すには10日～2週間の時間を要することはよく知られている。自殺の危険を伴うケースや身体的衰弱を伴うケースなど、早期の症状改善を必要とする場合には今のところECTで対応するしか方法がない。即効性のある抗うつ薬の開発は患者、医療者ともに期待するところ大である。

D. コモビディティ

　純粋なうつ病、併存症のない典型的、内因性のうつ病に関しては、現有の抗うつ薬でかなり良い治療成績をあげることができるが、問題は併存のあるうつ病の治療である。今日の時代背景も関係してか、うつ病の病像も複雑になり、コモビディティの診断がつくものが増加の傾向にある。これらのうつ病に対する抗うつ薬の反応性は必ずしも高くない。今後ますますコモビディティを伴ったうつ病の治療が重要になると思われるので、この観点からの薬剤の開発が必要になるであろう。

3．新規抗うつ薬の開発は進んでいるか？

　わが国の抗うつ薬開発の歴史は1999年を境に大きく転換することになった。すなわち、それまで三環系抗うつ薬主体の薬物療法から、選択的セロトニン再取り込み阻害薬（SSRI）中心の療法へと転換するエポックメーキングの年になったのである。すでに、海外ではSSRI、SNRIの時代が10年前から到来しており、わが国のみが取り残されていたのだが、ようやく諸外国に追いついたわけである。しかし、その後はSSRI一種類（合計二種類）とSNRI一種類が市販されたのみで、その後新規の抗うつ薬は登場していない。ここでは、現在開発中あるいは近未来に開発されるであろう抗うつ薬について解説する。

A. モノアミン系に作用する新規抗うつ薬
(1) SSRI
　すでに欧米とほとんどのアジア諸国では5種類のSSRIが市販されている。さらに、最近新たにescitalopramの開発が行われ、すでに米国、欧州で承認されている。わが国においてはfluvoxamine（デプロメール、ルボックス）とparoxetine（パキシル）が市販されているが、残りのSSRIのうちでsertralineは追加試験が終了し、承認申請中である。

　fluoxetineはSSRIの代表格の薬であるが、わが国への導入は10年以上遅れ、数年前からブリジング試験を試みたが、ブリジングの条件を満たしていないと当局に判断され、以後中断していたが、最近再度開発がスタートした。citalopramのわが国への導入は断念されたが、escitalopramの開発が開始される段階にきている。ここではわが国に導入される可能性のあるsertralineとescitalopramについて紹介しておく。

【sertraline】
　sertralineはファイザー製薬が開発中のSSRIの一種である。現在、Ⅲ相試験の追加試験が終了し承認申請中である。効能・効果としてはうつ病およびうつ状態ならびにパニック障害を予定している。薬理学的特徴は、本剤はセロトニン作動性神経細胞体およびその神経終末においてセロトニン再取り込みを阻害し、シナプス間隙のセロトニン濃度を高める点にあり、これはすべてのSSRIに共通の薬理作用である。本剤のセロトニン再取り込み阻害作用は強く、clomipramine、fluoxetine、fluvoxamineより力価が高い。もちろん、セロトニン選択的であり、他のモノアミン（ノルアドレナリン、ドパミン）の再取り込みには影響しない。また、各種受容体に対する親和性もほとんどない。本剤の体内動態は経口投与後、約6～9時間で最高血漿中濃度に達し、T1/2は約23～24時間と長く、1日1回で血中濃度は維持される。SSRIは薬物相互作用が問題になるが、sertralineはCYP2D6に対する阻害作用は比較的弱く、他のSSRIに比して薬物相互作用は少ないと考えられている。副作用としては他のSSRI同様、消化器系の副作用が主である。

【escitalopram】
　escitalopramはcitalopramの異性体（S体）であるが、動物実験において抗

うつ作用はS体が有することが確認され、citalopramよりも少ない投与量で効果があると考えられている。セロトニンの再取り込み阻害能を比較した研究によれば、citalopramの取り込み阻害能が9.6nmol/Lに対してescitalopramのそれは2.5nmol/Lであった。臨床効果に関しては海外で行われたプラセボ対照の比較試験で投与後1、2週目で有意な改善を示し、良好な耐用性を示した。一方、H_1受容体に対する結合能を有するのはR-citalopramであり、CYP2D6の阻害もR体によるとされるので、citalopramの有するこれらと関連する副作用は軽減することが期待される。わが国ではこれから治験が開始されるので、市販までには数年かかるであろう。

(2) SNRI（選択的セロトニン・ノルアドレナリン再取り込み阻害薬）

SSRIの次の世代の抗うつ薬として開発が行われている抗うつ薬である。三環系抗うつ薬が元来、セロトニンとノルアドレナリン両方の再取り込み阻害作用を持つことを考えれば、SNRIは三環系抗うつ薬の焼き直しにすぎないことになるが、実は三環系抗うつ薬ではセロトニンの再取り込み阻害作用とノルアドレナリンのそれが同等なものは少なく、いずれかに偏っている薬剤が多い。SNRIの場合はほぼ両者の力価は等しい点が三環系と異なる。さらにSNRIにはムスカリン受容体、ヒスタミンH_1受容体、α_1受容体に対する親和性がきわめて低く、これに関連した副作用が出ない点が三環系抗うつ薬と大きく異なる点である。諸外国ではvenlafaxineとmilnacipranが市販されているが、わが国では2000年にmilnacipranが承認されているのみである。現在、わが国ではvenlafaxineとduloxetineの臨床開発（Ⅲ相試験）が行われているので、ここでは両薬剤の特徴をまとめておく。

【venlafaxine】

米国はじめ70ヵ国以上で市販されている代表的なSNRIである。本剤は抗うつ薬の適応以外に、全般性不安障害の適応を米国その他で取得している点が特徴である。剤型はvenlafaxine錠が米国で1993年に承認されたが、その後徐放カプセルが開発され、全般性不安障害はこの徐放カプセルが適応を取得している。わが国では1995年より徐放カプセルが開発されており、現在後期第Ⅱ相臨床試験が終了し、現在Ⅲ相試験が始まっている。効能・効果はうつ病およびうつ状態を予定している。venlafaxineは中枢神経のシナプス末端における

セロトニンおよびノルアドレナリンの再取り込みを阻害する作用が中心だが、ドパミンの弱い再取り込み阻害作用も有する。

venlafaxine は CYP2D6 によって主代謝物（ODV）に代謝されるが、ODV も venlafaxine と同様の薬理活性を有することから、CYP2D6 の代謝活性の個人差による薬効の差は発現しにくいと考えられる。また、venlafaxine も ODV もともに蛋白結合率が 30％程度であり、蛋白結合による薬物相互作用の可能性は低い。venlafaxine の CYP2D6 に対する阻害作用はごく弱いものであり、酵素阻害による薬物相互作用の可能性は低いと考えられる。おもな副作用は消化器症状と性機能障害である。

venlafaxine の抗うつ効果が三環系あるいは SSRI と比べてどのような特徴を持っているかについての報告は集積されつつあるが、SSRI との比較では venlafaxine の方が寛解率が高い点が明らかにされている。また、効果発現にいたる時間が短いことも指摘されている。副作用については大きな差はないと考えられる。

【duloxetine】

作用機序は SNRI に共通するセロトニンとノルアドレナリンの再取り込み阻害作用であるが、薬理学的特徴としては種々の受容体（ムスカリン性アセチルコリン受容体、アドレナリン性 α_1 および α_2 受容体、ヒスタミン H_1 受容体、ドパミン受容体、セロトニン受容体、オピオイド受容体）に対する親和性はきわめて弱い。本剤は CYP2D6 を阻害することが知られており、同酵素で代謝される三環系抗うつ薬の血中濃度を上昇させる可能性が考えられる。本剤は SNRI の一種であり、ほぼ SNRI 共通の薬理学的特徴を有している。臨床試験において認められた特徴をまとめると次のようになる。

(1) うつ病の治療薬として広く汎用され、標準的な抗うつ薬とされる三環系抗うつ薬と同程度の強い有効性を示す。

(2) 三環系抗うつ薬、四環系抗うつ薬に比べ、高い安全性を有する。特に抗コリン作用に基づくと考えられる副作用、心・循環器系副作用の発現が少ない。

(3) 安全性が高いとされている非三環系抗うつ薬である trazodone と同等の安全性を有する。

(4) うつ病、うつ状態の重症度に関係なく、安定した高い有効率を示す。

(5) 一日1回投与で有効な薬剤である。

(3) NaSSA（ノルアドレナリン作動性・特異的セロトニン作動性抗うつ薬）

アドレナリン受容体には α_1、α_2、β の3種類がある。このうち、α_2 受容体は前シナプスにおいて自己受容体の役割を果しており、アンタゴニストはノルアドレナリンの放出を促進することから、モノアミン欠乏を補うものとして抗うつ薬の可能性が考えられてきた。またノルアドレナリンニューロンはセロトニン神経細胞体に繊維連絡しており、末端の α_2 受容体が遮断されるノルアドレナリンが放出され、細胞体にある α_1 受容体を介してセロトニンの神経発火を刺激する。その結果、セロトニンの放出が促進される。また、α_2 受容体はセロトニンニューロンの前シナプスにも存在してセロトニンの遊離を抑制的にコントロールしている。

【mirtazapine】

mirtazapine は α_2 受容体を遮断する作用を有しており、その結果ノルアドレナリンおよびセロトニンの遊離を促進し、その機能を亢進させる。したがって、シナプス間隙のセロトニン濃度を高めることになるが、mirtazapine には $5HT_2$、$5HT_3$ 受容体を遮断する作用があるため、$5HT_2$、$5HT_3$ に関連する副作用（不安、不眠、消化器症状など）を抑えることができる点が特徴である。わが国では当初、ブリジング試験が計画されたが、ブリジングを妥当とする結果（Ⅲ相試験）が得られなかったため、現在プラセボ対照の二重盲検比較試験が始まっている。

(4) 選択的ノルアドレナリン再取り込み阻害薬（NRIs）

選択的ノルアドレナリン再取り込み阻害能を持つ薬物としては reboxetine と atomoxetine が知られている。reboxetine は欧州ではすでに市販されているが、米国ではニューロパチーの痛みを対象に治験が行われているものの、うつ病の適応をとる動きはないようである。また、atomoxetine は AD/HD の薬として開発されている。わが国ではいずれも今のところ、少なくともうつ病を対象に開発する計画はないようである（atomoxetine はわが国でも AD/HD を対象に治験が行われている）。

(5) カテコールアミン受容体に直接作用する薬剤

アドレナリン受容体には α_1、α_2、β 受容体があるが、このうち α_2 受容体は前シナプスにおいて自己受容体の役割を果しており、アンタゴニストはノルアドレナリンの放出を促進することから、モノアミン欠乏を補うものとして抗うつ薬の可能性が考えられてきた。実際、ミアンセリンは抗うつ薬として使用されている（ただし、ミアンセリンは選択的な α_2 遮断薬ではない）。このような観点から純粋な α_2 遮断薬の抗うつ薬としての可能性が海外で検討された（idazoxan、fluparoxan）が、開発は中断されている。純粋な α_2 遮断薬ではないが、すでに1996年に米国で認可された mirtazapine は作用機序の点から興味が持たれる薬剤である。この点については先に触れた。

(6) セロトニン受容体に作用する薬剤

SSRI の作用機序のひとつにセロトニン神経細胞体の自己受容体の脱感作があり、これが生じるのに2週間程度を必要とするために効果発現に時間がかかると考えられる。この自己受容体が $5HT_{1A}$ であることから、SSRI に $5HT_{1A}$ アンタゴニストを併用すると効果発現が早くなるという仮説がある。実際、pindolol（もともとは β ブロッカーであるが $5HT_{1A}$ アンタゴニストの作用をもつ）を SSRI と併用すると即効性に働くという報告もある。今後は選択的セロトニン取り込み阻害作用と $5HT_{1A}$ 遮断作用を併せ持つ薬の開発が期待される。$5HT_{2A/2C}$ の選択的アンタゴニストである ritanserin に抗うつ作用があるのではないかと関心が持たれたが、大うつ病を対象とした治験では効果が認められなかった。最近では $5HT_{2A}$ は性機能障害や睡眠障害と関係しており、これを遮断することにより、これらの副作用を除くことができると考えられている。

(7) RIMAs（Reversible Inhibitors of Monoamine Oxidase A）

MAOI は imipramine と並ぶ抗うつ薬の原点である。しかし、その使いにくさゆえに、繁用されるには至らなかった。それでも、欧米では非定型うつ病を中心に使用されてきた。従来の MAOI は MAOA、MAOB 両方のアイソザイムに対して非可逆的に阻害作用を示し、これが重篤な副作用を生む原因であった。MAOI のこのような弱点を解決するべく新規の MAOI の開発が行われてきた。MAOA の選択的かつ可逆的阻害薬である RIMA は従来の MAOI と異なり、食事中のチラミンの影響を受けることがなく、したがって食事制限の必要もなく、

高血圧などの副作用もみられない。RIMAのひとつであるmoclobemideはヨーロッパを中心に50ヵ国以上で市販されているが、米国ではⅢ相試験で中止となり、わが国においても後期Ⅱ相で中止となった。selegilineは抗パーキンソン薬として、わが国においても市販されている。selegilineはMAOBの阻害薬であり、当初は抗うつ薬としての開発が欧州で行われたが、用量を上げると副作用が出現するため、抗うつ薬としての開発は断念された経緯がある。最近、米国で貼付剤としてのselegilineが承認された。経皮的吸収により消化管、肝臓を通して吸収される場合の副作用を避けることができ、かなり高い血中濃度を維持できることが抗うつ効果につながったものと思われる。selegilineは高用量にするとMAOB阻害だけでなくMAOA阻害作用が現れることが知られているので、作用機序としては両方が関与している可能性がある。

B. モノアミン系以外の作用機序が想定される新規抗うつ薬
(1) ニューロペプタイド関連薬剤

　ニューロキニン1（NK1）の受容体のアンタゴニストに抗うつ作用があることが報告され注目された。NK1受容体に高い親和性と選択性を示すMK-869の抗うつ作用がⅢ相試験でプラセボやパロキセチンに優る結果を得た時点では、従来薬とまったく異なる新規抗うつ薬として大いに期待された。しかし、その後の検討では抗うつ作用は確認されず、臨床開発は打ち切りとなった。

　corticotropin-releasing factor（CRF）受容体の阻害薬の抗うつ薬の可能性も注目されている。うつ病ではCRFの過剰分泌があることが知られており、これを受容体レベルで阻害することにより抗うつ作用を得ようとする仮説に基づくものである。前臨床試験が終わり臨床試験が開始されたR12S1919は抗うつ効果、抗不安効果が認められたが、肝毒性が出現したため開発が中止となった。

(2) グルココルチコイド受容体拮抗薬

　progesterone受容体の拮抗薬でありmorning-after pillであるmifepristoneは、うつ病患者にみられるコルチゾールの過剰分泌を海馬、前頭葉皮質のレベルで遮断することで抗うつ作用を発揮することが期待される。

4. 電気痙攣療法（ECT）

　電気痙攣療法は決して新しい治療法ではない。ECT治療の歴史はすでに60年に及び、抗うつ薬以前から行われていたものである。ECTの最大のメリットは即効性にあり、薬物療法では得られない切れ味の良さである。抗うつ薬の登場により、主役の座を奪われたECTであったが、その間に改良が加えられ、安全が担保されて今日の無痙攣性（修正型）ECT（modified ECT、mECT）が確立された。

A. うつ病に対する効果と適応

　すでにさまざまな比較試験を通じてECTが抗うつ薬の効果に勝ることが証明されている。わが国ではECTが本来の目的（治療）と異なる使われ方をした歴史があったことから、長い間日陰の存在になっていた。このことはわが国のECTの環境作りにとってはマイナスであったが、すでに欧米では学会が中心になってECTを適切に使用するための指針を作成し、これに沿って施行してきた。わが国ではここにきて、やっと指針作りが始まった段階である。
　適応は薬物治療抵抗性のうつ病、副作用等のために薬物が使用できない場合、自殺の危険性が高い緊急性を要する例などである。

B. 副作用の回避策

　mECT（筋弛緩剤を使用し、呼吸管理をすることで痙攣を引き起こさず骨折や呼吸不全などの副作用を防止する）が導入されて安全性は高くなったが、脳に通電することにより生ずる認知障害あるいは記憶障害をいかに防止するかが、最大の課題になっている。最近、わが国でも承認されたパルス波治療器は従来のサイン波治療器に比べて、認知障害が少ないので、その普及が望まれる。また、週3回から2ないし1回にすることや電極の位置を側頭部から前頭部に配置することも認知障害の軽減、回避につながるとされる。

C. ECTはどのようなメカニズムで効くのか？

　ECTが明瞭な治療効果を持つことや、その即効性からその機序を解明する研究は膨大なものになるが、まだそのメカニズムは解明されていない。神経化学、分子生物学的研究に加えて、最近ではPETやSPECTを用いた脳機能画像による検討や細胞生物学的研究などマクロからミクロに至るさまざまなアプローチがなされている。ここでは、その詳細を述べる紙面の余裕はないので、おもな仮説のみ紹介する。

　ECT研究の第一人者である米国のSackeimは「ECTの抗痙攣作用仮説」を提唱している。その根拠はECTと痙攣閾値の関係を調べると、痙攣発作を終わらせる脳の抑制過程の賦活作用がECTの効果と関係し、痙攣閾値の上昇の度合が大きいほど効果が大きいという点であるとした。

　ECTは脳幹、間脳の意識中枢に作用して奏効するとする「脳幹・間脳仮説」も提唱されている。これはECTによって間脳・視床下部に刺激がおよび、さまざまなホルモンの分泌が増加することを根拠にしているが、直接的な治療効果との関係を示すものではない。

　うつ病のモノアミン仮説との関係でノルアドレナリンやセロトニンあるいはその受容体を介して作用するとする仮説もあるが、セロトニン受容体（$5HT_2$）に関しては抗うつ薬が受容体の減少（downregulation）を引き起こすのに対して、ECTは増加させるなど矛盾する点も指摘されている。

　本橋らはECT施行時の局所脳血流量をPETで測定し、発作が全般化するときは脳の広範な部位で血流が増加すること、発作が不発のときは限局した場所のみの血流増加にとどまること、発作の全般化が治療効果に関係することから、「脳幹網様体賦活系の活性化仮説」を提唱している。

5. 認知行動療法

　うつ病は感情・気分の障害がプライマリの障害と考えられ、思考面、判断面、行動面の症状は気分の障害から二次的に生じるとする考え方が古くから主流であり、治療においても感情・気分の障害を改善することが本質と考えられてきた。ところが認知療法の創始者であるBeck博士はうつ病患者が共通に持つ認知の歪み（否定的認知）に注目し、この歪みが感情・気分にマイナスの影響を及ぼしていると考えた。この認知の歪みを是正することにより、うつ病の感情・気分の障害の改善が促進でき、また再発の防止につなげられると考えたのである。Beckは人間が何かの出来事に出会うとき、無意識に頭に浮かぶ考えを自動思考と呼んだ。うつ病患者ではこの自動思考に歪みがあり、その考えから抜け出せない。その歪みに自ら気づき、これを矯正する訓練が認知行動療法である。認知行動療法の基本的治療過程を**表10**に示した。

　具体的には次のような問いかけをすることで認知の歪みを修正することが行われる。すなわち、1) ある考えにとらわれているとして、何を根拠にそう考えるのかを明らかにする。2) もし、その考えが正しいとして、その場合にはどのような結果がもたらされると考えるかを明らかにする。3) 別な考え方はないかを考える。このプロセスを実行するのに役立つ方法に「5つのコラム法」

表10　認知行動療法の基本的治療過程

Step 1：	感情面、思考面、行動面での障害である症状を直接観察し、それを言語的に表現し、個々に固定する。その問題を概念化するのではなく、症状として扱う。
Step 2：	治療者は患者と協同して、問題となる行動や思考に焦点をあて、治療目標を設定する。
Step 3：	感情に影響を与えている行動や思考を明確化し、望まざる行動や思考に影響を与えている因子を固定し、患者自身にこの関連に気付かせる。問題となる行動が、この因子によって変わるかどうか検証する。
Step 4：	患者が抱く自動思考に対する代案をあげ、その妥当性を検討するか、問題となる行動に対しての他の方法を検討しその有効性について話し合う。
Step 5：	宿題を通して実際の場面で行動をし、そのときの行動面や思考面の変化を観察し言語化することで、仮定した関係を検証する。仮説の修正を繰り返しながら、治療目標に達成するまで続ける。

（「認知臨床心理学入門」W.ドライデン／R.レントゥル（編）丹野義彦（監訳）東京大学出版会、1996年）

表11　非機能的思考の記録（DRDT）[11]

（日付）	①状況 以下のことを記入して下さい。 1.不快な感情をもたらした実際の出来事。 2.不快な感情をもたらした思考の流れ、空想、回想。	②感情 1.悲しみ、不安、怒りなどをはっきりさせる。 2.感情の強さを1～100で評定する。	③自動思考 1.感情に先行する自動思考を記入する。 2.自動思考がどれくらい正しいと思うかを0～100％で評定する。	④合理的思考 1.自動思考に替わる合理的思考を記入する。 2.合理的思考がどれくらい正しいと思うかを0～100％で評定する。	⑤結果 1.自動思考がどれくらい正しいと思うかを0～100％で再評定する。 2.その後の感情をはっきりさせて、0～100で評定する。
9/8	最近結婚した友人から手紙を受けとった。	罪悪感　60	"式に出席すべきであった"　90％	都合がつかなかった。もし彼女がそれを気にしているのだったら、手紙をよこさないだろう。95％	1. 10％ 2. 罪悪感　20
9/9	週末やりたいことについていろいろ考えた。	不安　40	"決してすべてやりこなすことはできないだろう" "私には負担が大きすぎる"　100％	以前、これよりたくさんやれたことがある。すべてしなくてはならないなどということはない。85％	1. 25％ 2. 不安　20
9/11	品物の発注で間違いをした。	不安　60	主任にどなられている場面を思い浮かべる。100％	主任が怒るという証拠はない。たとえ怒ったとしても動揺することはない。100％	1. 0％ 2. 安堵　50
9/12	永久にうつ状態にあるのではないかと思いめぐらした。	悲しみ／不安　90	"よくなりはしないだろう"　100％	これまでよくなってきた。それはうつ状態にならないようなことを考えてきたからである。80％	1. 40％ 2. 悲しみ／不安　60
9/15	彼が電話をしてきて、仕事があるので一緒に外出できないといった。	悲しみ　95	"彼は私が好きでない。誰も私のことを好きになってくれないのだ"　90％	彼が来週の週末外出しようといったのは私に好意があるからだ。おそらく彼は仕事をしなくてはならないのだろう。彼が私のことを好きでなくとも、"私は誰にも好かれない"ということにはならない。90％	1. 30％ 2. 悲しみ　50

注）説明：不快な感情を感じたら、その感情を引き起こしたと思われる状況を記してください（もしあなたが何かを考えたり空想しているときにその感情が起きたならば、そのことも記入してください）。次に、この感情と関連した自動思考を記入してください。そして、その思考がどれくらい正しいと信じているかを、その程度を評定してください。0％：まったく信じていない。100％：完全に信じている。感情に関しては、1：ごくわずか。100：もっとも強烈、で評定してください。

（Beck AT et al. : Cognitive Therapy of Depression. New York, Guilford Press, 1979.）
（「認知臨床心理学入門」W.ドライデン／R.レントゥル（編）丹野義彦（監訳）東京大学出版会, 1996年）

がある。5つのコラムは①状況、②感情、③自動思考、④合理的思考、⑤結果という5つの欄で構成される。具体的な例を**表11**[11]に示した。

V. うつ病医療の今後の課題

1. うつ病の再燃・再発防止

A. うつ病の長期経過

　うつ病は統合失調症と比べて経過・予後のよい病気であると考えられてきた。確かに病相の予後についていえば、統合失調症のような残遺症状あるいは陰性症状に相当する症状はない。しかし、長期経過をみると、うつ病の経過は必ずしも良好とはいえない。NIMHが400例のうつ病を15年間フォローアップした研究結果（1992）からは次の3点が明らかにされている。①8人に1人のみが最初の病相から完全に回復し、15年後も維持されていた。②80％が15年間に最低1回の再発を経験した。③6％が慢性うつ病で経過した。
　そのほかの疫学研究もうつ病が再発を繰り返しやすい疾患であることを示している。
　最近の長期経過研究によれば、1）うつ病発症患者の50～60％が2回目のエピソードを経験し、2）2回エピソードを経験した者の70％が3度目を、3）3回経験した者の90％が4度目を経験すると報告している。20年間の平均病相数は5～6回であった。このようにうつ病は繰り返すごとに再発しやすくなるともいえる性質をもっている。これをキンドリング現象と類似のメカニズムで説明している研究者もある。
　このようにうつ病の再燃・再発を阻止することがうつ病の長期予後を改善する鍵であることがわかる。そのための方策については次章以後に述べていくことにするが、ここでは再燃・再発のリスク・ファクターを整理しておきたい。
1) 残遺症状の存在
2) 過去に3回以上のうつ病エピソードが存在する
3) 慢性うつ病（2年以上）

4) 気分障害の家族歴
5) コモビディティ

この中で残遺症状の残存が再燃・再発のリスクを高める点について若干の説明を加えておきたい。図11[12]はJuddらの報告から転載したものであるが、寛解状態で回復した群と残遺症状を残して回復した群の再発率を比較した結果、明らかに寛解群の再発率が低いことが明らかにされた。同時に過去の病相回数も3回以下と4回以上に分けて検討しているが、残遺症状のある群では過去の病相回数の多寡は関係せず、寛解例では過去の病相回数が多いものほど再発しやすいことが示された。同様の結果はPaykelらも報告している（図12）[13]。

このように、残遺症状を残したままの治療終結は再燃・再発のリスクを高めることが報告されているにもかかわらず、臨床の現場では医師自ら中途半端な

図11 Survival analysis of weeks to any depressive episode relapse, combining two relapse risk factors in patients with unipolar major depressive disorder: History of recurrent major depressive episodes (1-3 vs. > 4 episodes) and recovery status (SSD vs. asymptomatic recovery). [12]

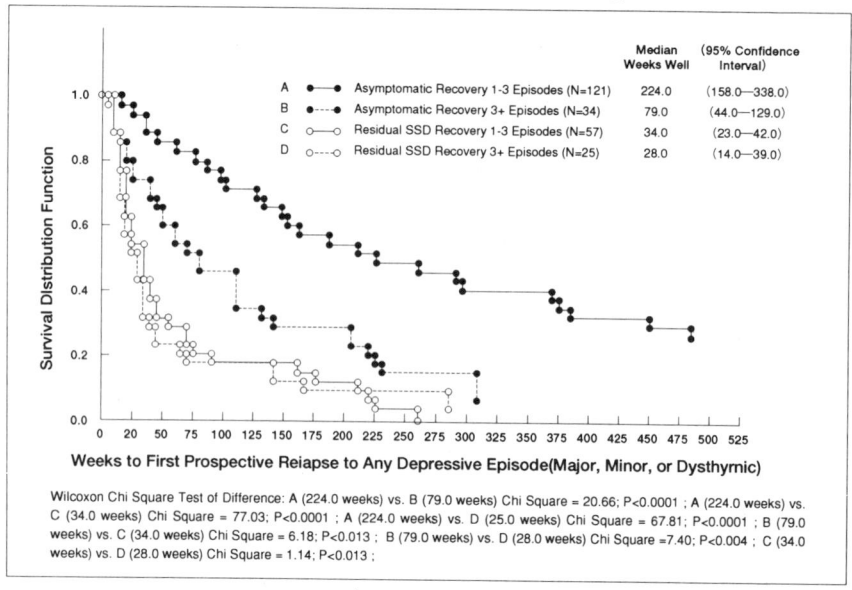

		Median Weeks Well	(95% Confidence Interval)
A	Asymptomatic Recovery 1-3 Episodes (N=121)	224.0	(158.0—338.0)
B	Asymptomatic Recovery 3+ Episodes (N=34)	79.0	(44.0—129.0)
C	Residual SSD Recovery 1-3 Episodes (N=57)	34.0	(23.0—42.0)
D	Residual SSD Recovery 3+ Episodes (N=25)	28.0	(14.0—39.0)

Weeks to First Prospective Relapse to Any Depressive Episode (Major, Minor, or Dysthymic)

Wilcoxon Chi Square Test of Difference: A (224.0 weeks) vs. B (79.0 weeks) Chi Square = 20.66; P<0.0001 ; A (224.0 weeks) vs. C (34.0 weeks) Chi Square = 77.03; P<0.0001; A (224.0 weeks) vs. D (25.0 weeks) Chi Square = 67.81; P<0.0001 ; B (79.0 weeks) vs. C (34.0 weeks) Chi Square = 6.18; P<0.013 ; B (79.0 weeks) vs. D (28.0 weeks) Chi Square =7.40; P<0.004 ; C (34.0 weeks) vs. D (28.0 weeks) Chi Square = 1.14; P<0.013 ;

(Judd LL et al. : Journal of Affective Disorders 50, p.97-108, 1998.)

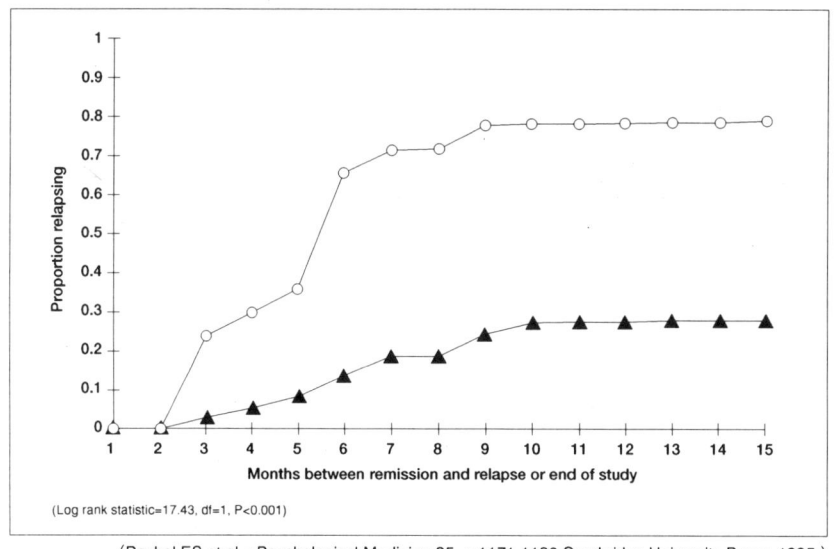

図12 Proportion of patients with (○) and without (▲) residual symptoms relapsing after remission. [13]

(Paykel ES et al. : Psychological Medicine 25, p.1171-1180,Cambridge University Press, 1995.)

段階で治療を終結する割合が高いという報告があり、十分な教育がなされていないことを物語っている。Cuffelらのデータでは部分寛解の40％と不変の23％の患者に対して、医師の方から目的を果たしたとして治療を終結したという結果になっている。

2. 抗うつ薬の長期投与を要する予測因子

　では、どのような症例に対して長期投与を行うべきかについて考えてみよう。表12 [19] はWFSBPの発行した単極性うつ病性障害の生物学的治療ガイドラインの中で、反復のリスク要因をまとめた表である。一部はⅠ章と重なるところがあるが、より詳細に検討されているので、この表に沿ってみていくことにする。1) ～3) は過去のエピソードに関することである。過去に3回以上大う

表12 大うつ病性障害の反復（再発）のリスク増大に関連する要因[19]

1) 3回以上の大うつ病エピソード
2) 高率の反復（例：5年以内に2回のエピソード）
3) 過去のエピソードが1年以内
4) 継続治療期間中の残遺症状
5) 寛解時の，症候群とはいかないまでの残遺症状
6) 気分変調性障害の合併（「二重うつ病」）
7) エピソードの重症度（自殺や，精神病性の特徴を含む）
8) 以前のエピソードがより長い
9) 薬剤中止後の再発
10) 物質濫用の合併
11) 不安障害の合併
12) 第1度親族に，大うつ病性障害の家族歴
13) 30歳以前の発症

(Bauer M, et al., 2002：山田和男 訳，単極性うつ病性障害の生物学的治療ガイドライン―WFSBP（生物学的精神医学会世界連合）版
[原書名：World Federation of Societies of Biological Psychiatry (WFSBP) Guidelines for Biological Treatment of Unipolar Depressive Disorders〈Bauer, Michael ; Whybrow, Peter C.; Angst, Jules; Versiani, Marcio ; Möller, Hans-Jürgen〉]，
星和書店，2003.)

つ病エピソードがあれば，それだけで次にエピソードを経験する確率はきわめて高いとみて間違いがない。5年以内に2回のエピソードを経験している場合，エピソードの間隔が1年以内の場合には3回以上でなくても，それだけで要因となる。4)，5) は残遺症状に関するものである。寛解状態に至らず継続治療に移行した場合には残遺症状が残っているので再発のリスクがあると考えるべきである。また，寛解状態であってもまったく無症状でなく，いくつかの症状が残っている場合には，やはりリスクありと考えて対処することが望ましい。6)，10)，11) は合併のことであり，ダブルデプレッションの場合と不安障害の合併，物質濫用の合併の場合はリスクありと考えよというものである。12) は家族負因がある場合，13) は発病年齢が30歳以下の場合はリスクが高いということである。

3. 継続療法と維持療法

「継続療法」と「維持療法」の違いは概念的には明確である。図13[14]は有名なKupferの概念図であり、長期投与を語るときには必ず引用されるものである。急性期は一般的には3ヵ月の期間が想定されている。急性期に続く6〜12ヵ月が継続期（continuation period）であり、この期間中の症状悪化は急性期の治療が不十分なために同じ病相期の中で「再燃」が起こったものととらえる。再燃を防止することを目的に行う予防的治療を「継続療法」と呼ぶ。この期間を過ぎてから生じる抑うつ症状は新たな病相が生じたものと考えて、これを「再発」と呼んでいる。再発を防止することを目的に予防的治療を行うことを「維持療法」と呼ぶ。以上のように、概念的には再燃と再発は区別され、その予防的治療も「継続療法」「維持療法」と区別ができるが、臨床の実際においては必ずしもこれらの境界は鮮明ではない。

A. 継続療法

急性期の治療が終了した後、再燃を予防する立場から急性期で用いた用量をそのまま継続する「継続療法」が推奨されている。表13[15]はHirschfeldがまとめた継続療法に関するこれまでの比較試験のサマリーである。三環系抗うつ

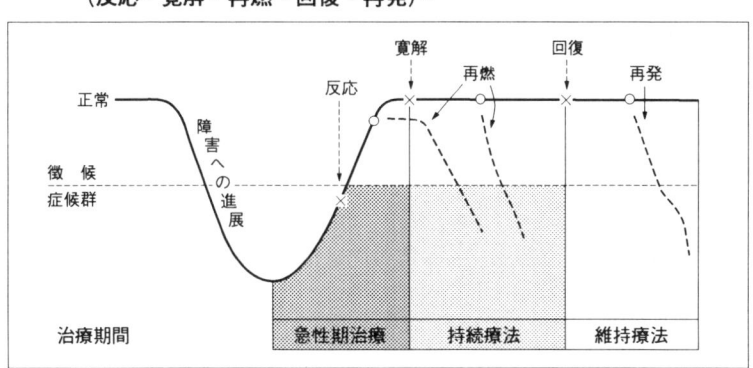

図13 うつ病治療の各期（急性・持続・維持）における5つの転帰
（反応・寛解・再燃・回復・再発）[14]

(Kupfer DJ et al. : Drug therapy in the prevention of recurrences in unipolar and bipolar affective disorders. Report of the NIMH Collaborative Study Group comparing lithium carbonate, imipramine, and a lithium carbonate—imipramine combination. Archives of General Psychiatry, 44, p.1096-1104, 1991.)

表13 Continuation studies in depression [15]

	Drug	Relapse rate (%) Active drug	Placebo
Studies of tricyclic antidepressants			
Seager & Bird (1962)	Imipramine	17	69
Mindham et al (1973)	Amitriptyline or imipramine	22	50
Prien et al (1973)	Imipramine	37	67
Klerman et al (1974)	Amitriptyline	12	29
Coppen et al (1978)	Amitriptyline	0	31
Stein et al (1980)	Amitriptyline	28	69
Studies of newer agents			
Doogan & Caillard (1992)	Sertraline	13	46
Montgomery & Dunbar (1993)	Paroxetine	16	43
Feiger et al (1999)	Nefazodone	17	33
Robert & Montgomery (1995)	Citalopram	14	24
Montgomery & Dunbar (1993)	Citalopram	11	31
Versiani et al (1999)	Reboxetine	22	56
Ferreri et al (1997)	Amitriptyline	7	19
ReimherT et al (1998)	Fluoxetine	26	49

(Hirschfeld RMA : BRITISH JOURNAL OF PSYCHIATRY, 179 (suppl.42), s4-s8, 2001.)

薬に関してはアミトリプチリンとイミプラミンのプラセボ対照試験が報告されており、三環系投与時の再燃率は20％前後であり、プラセボ投与時の再燃率（50％）と比べて有意に低いことが示されている。新規抗うつ薬についても同様の検討が加えられており、SSRIを中心にその再燃防止効果が証明されている。図14[16]はそのうちの代表的なDooganの報告から引用したものであるが、SSRIの一種であるサートラリンの継続（維持も含む）投与の効果が明瞭に示されている。継続療法はどれくらいの期間続けるべきか？　Reimherrらの報告によると、最低3ヵ月、長くて9ヵ月間の継続投与が妥当ということになる。彼らのプロトコールは図15[17]に示すようにフルオキセチンを12週間オープンで投与した後、寛解状態にある患者をランダム化して盲検下で2群（フルオキセチン群とプラセボ群）に分け、フルオキセチン群は14〜18週後に再度2群（フルオキセチン継続群とプラセボ群）に分けるというデザインで62週間の試験を行った。その結果は図16[17]に示すように、最初にプラセボと比較した12週間ではプラセボ群の再燃率が50％であるのに対して、フルオキセチン群では20％と有意に再燃率が低いことが示された。さらに次の12週間ではプラセ

図14 Prevention of Relapse and Recurrence : Sertraline [16]

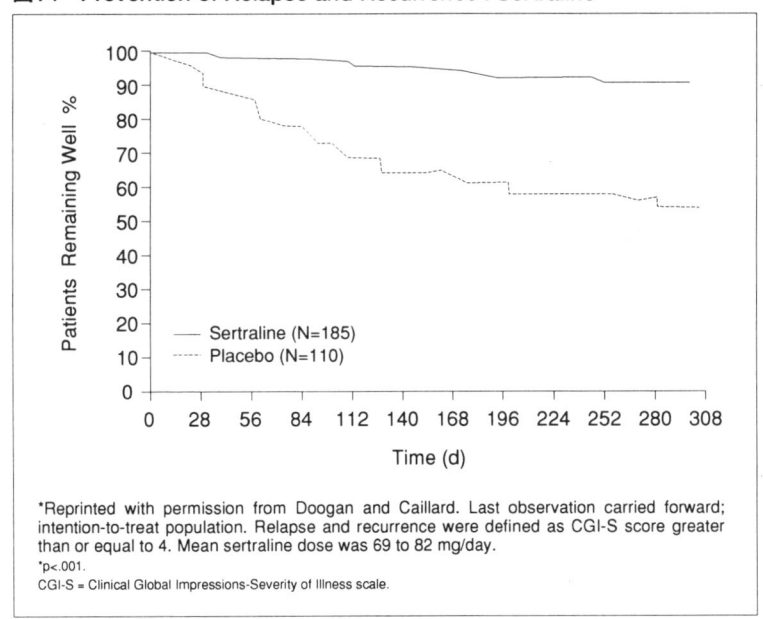

- Sertraline (N=185)
- Placebo (N=110)

*Reprinted with permission from Doogan and Caillard. Last observation carried forward; intention-to-treat population. Relapse and recurrence were defined as CGI-S score greater than or equal to 4. Mean sertraline dose was 69 to 82 mg/day.
*p<.001.
CGI-S = Clinical Global Impressions-Severity of Illness scale.

(Doogan DP et al. : Sertraline in the prevention of depression. Br. J. of Psychiatry 160:217-222, 1992.)

図15 Fluoxetine (FLX) continuation study design. [17]

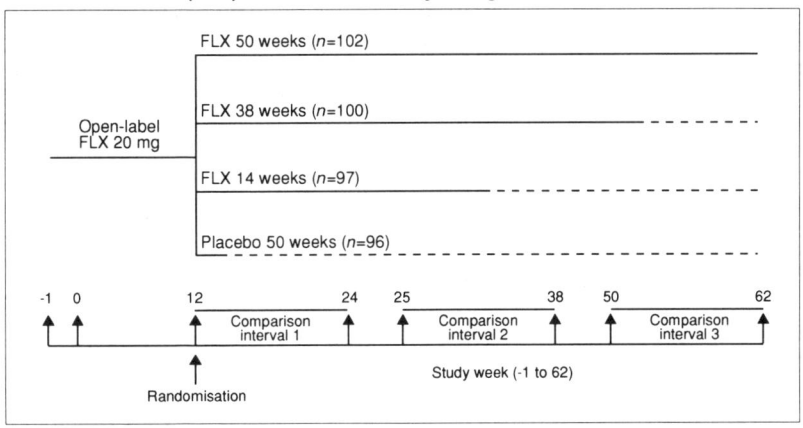

Open-label FLX 20 mg

FLX 50 weeks (n=102)
FLX 38 weeks (n=100)
FLX 14 weeks (n=97)
Placebo 50 weeks (n=96)

-1 0 12 24 25 38 50 62

Comparison interval 1
Comparison interval 2
Comparison interval 3

Study week (-1 to 62)

Randomisation

(Reimherr FW et al. : Optimal length of continuation therapy in depression: a prospective assessment during long-term fluoxetine treatment. American Journal of Psychiatry, 155, p.1247-1253, 1998.)
Reprinted with permission from the American Journal of Psychiatry, Copyright 1998. American Psychiatric Association.

図16 Cumulative probability of remaining well during continuation treatment with fluoxetine(solid lines) or placebo (dashed lines).[17]

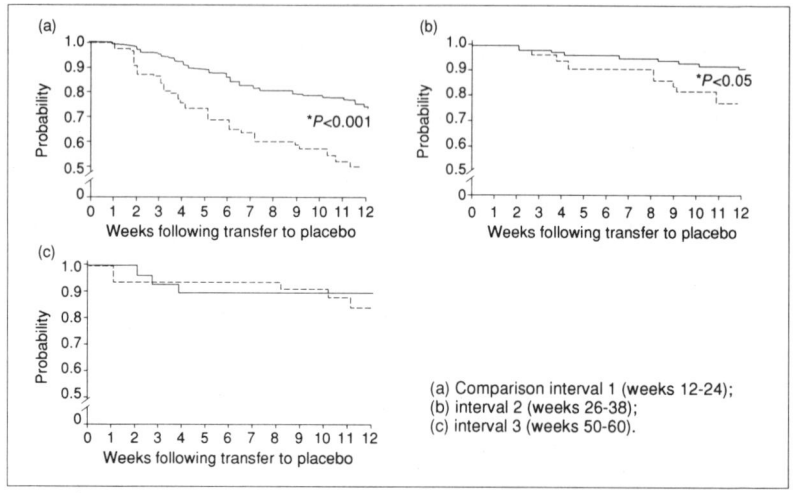

(a) Comparison interval 1 (weeks 12-24);
(b) interval 2 (weeks 26-38);
(c) interval 3 (weeks 50-60).

(Reimherr FW et al. : Optimal length of continuation therapy in depression: a prospective assessment during long-term fluoxetine treatment. American Journal of Psychiatry, 155, p.1247-1253, 1998.)
Reprinted with permission from the American Journal of Psychiatry, Copyright 1998. American Psychiatric Association.

ボ群の再燃率は21％に減少したが、フルオキセチン群の5％に比べるとまだ高いことがわかった。その次の12週間では両群間に差がみられなくなることから、最低3ヵ月、最大9ヵ月というガイドラインが示されたわけである。

B. 維持療法

「単極性うつ病の維持療法の第一選択は、急性期/継続期において寛解に至らしめた抗うつ薬またはリチウムである」というガイドラインはNIMHコンセンサス開発会議（1985）、AHCPR（1993）、米国精神医学会（2000）いずれにも共通したものである。単極性うつ病の維持療法ではリチウムよりも抗うつ薬の方が好んで用いられるが、その理由は急性期において抗うつ薬が用いられていることと、リチウムは血中濃度の測定など煩雑さを伴うことが理由である。維持期の投与量についてはまだ必ずしもコンセンサスが得られているわけではないが、急性期の投与量をそのまま維持期でも投与することが推奨されているのは、パロキセチンの研究で急性期の投与量の半量と全量を比較すると全量投与時の再発率が低いとする結果に基づいている。

表14 Parameters of illness course before and during lithium prophylaxis in 55 patients with recurrence major depressive disorder[18]

Parameters of illness	Mean (and SD)	
	Before prophylaxis	During prophylaxis
No. of admissions	2.4* (1.7)	0.1 (0.4)
No. of admissions per year	1.4 (5.0)	0.03 (0.14)
Days in hospital per year †	53.2 (77.5)	1.4 (5.3)
Morbidity-Index	—	0.07 (0.11)
Time to first recurrence, yr (n=26)	—	4.3

— = not calculated
*Median = 2
† 2-tailed t-test; p<0.001

(Baethge C et al. : Effectiveness and outcome predictors of long-term lithium prophylaxis in unipolar major depressive disorder. J Psychiatry Neurosci, 28 (5) :355-61, 2003.)

図17 大うつ病性障害の維持療法における治療オプションのフローチャート[19]

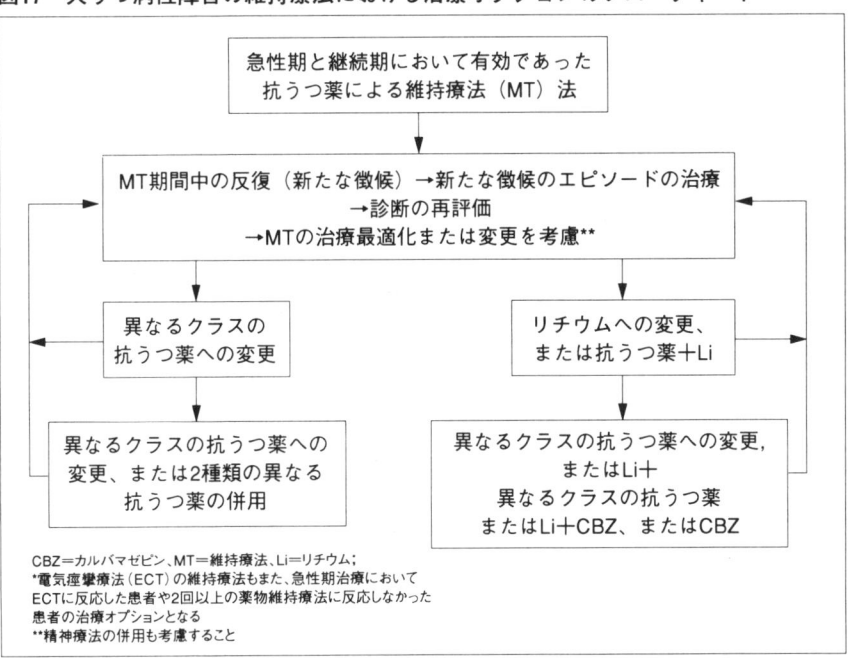

```
┌─────────────────────────────┐
│ 急性期と継続期において有効であった │
│ 抗うつ薬による維持療法（MT）法     │
└─────────────────────────────┘
            ↓
┌─────────────────────────────────────┐
│ MT期間中の反復（新たな徴候）→新たな徴候のエピソードの治療 │
│ →診断の再評価                        │
│ →MTの治療最適化または変更を考慮**      │
└─────────────────────────────────────┘
      ↓                    ↓
┌──────────────┐    ┌──────────────┐
│ 異なるクラスの │    │ リチウムへの変更、│
│ 抗うつ薬への変更│    │ または抗うつ薬＋Li│
└──────────────┘    └──────────────┘
      ↓                    ↓
┌──────────────────┐  ┌──────────────────────┐
│ 異なるクラスの抗うつ薬への │  │ 異なるクラスの抗うつ薬への変更、│
│ 変更、または2種類の異なる │  │ またはLi＋             │
│ 抗うつ薬の併用       │  │ 異なるクラスの抗うつ薬     │
└──────────────────┘  │ またはLi＋CBZ、またはCBZ   │
                        └──────────────────────┘
```

CBZ=カルバマゼピン、MT=維持療法、Li=リチウム；
*電気痙攣法（ECT）の維持療法もまた、急性期治療において
ECTに反応した患者や2回以上の薬物維持療法に反応しなかった
患者の治療オプションとなる
**精神療法の併用も考慮すること

（Bauer M, et al., 2002：山田和男 訳、単極性うつ病性障害の生物学的治療ガイドライン—WFSBP（生物学的精神医学会世界連合）版、星和書店, 2003.）

リチウムの維持効果についてはすでに十分なエビデンスが存在する。ここでは比較的最近のBaethgeの報告を引用しておく。55例のrecurrent major depressionを対象にリチウムによる予防投与の前後で比較を行い、その間の入院回数、在院日数などを比較した。結果は**表14**[18]に示すとおりで、リチウム投与により、入院回数、在院日数が有意に減少することが明らかにされている。

図17[19]はWFSBP版ガイドラインの中に掲載されている大うつ病性障害の維持療法における治療オプションのフローチャートである。

4. 老年期うつ病

A. 疫学的事項

老年期うつ病はほかの年代のうつ病に比して多いのか少ないのか？この疑問に答えを出すのは残念ながら難しい。その理由は老年期うつ病を対象にした疫学統計の報告は数多くあるものの、そこに示されているデータがあまりにもバラついているからである。大規模で信頼性が高いことで知られる北米のEpidemiologic Catchment Area study（ECA）の報告では65歳以上の老年期大うつ病の1ヵ月有病率は0.7％であり、気分変調症は1.8％であった。

一方、カナダで行われた調査では大うつ病の6ヵ月有病率は1.2％、気分変調症の生涯有病率は3.3％であった。これら大規模疫学研究の結果は比較的低い有病率を示している。これとは対照的に地域調査の結果は高い有病率を示すものが多く、11.7〜17.7％の有病率を示すものもある。

さて、話を元に戻して、ほかの年代と比べてどうなのか？これにとりあえず答えられるデータを紹介しよう。先に紹介したECA研究の一環として行われた研究があり、これは症状の自己評価でスクリーニングしたあとに精神科医が面接をする（DSM-Ⅲ使用）方式をとったものであるが、これによると25〜64歳のうつ病の有病率が4.9％であるのに対して65歳以上の有病率は5.5％であり、高齢者の有病率が高いことが示された。しかし、これには逆の報告もあって、結論が出せる段階ではないことをお断りしなければならない。超高齢に

なるとどうか？この問題も簡単に結論づけられないが、アメリカで行われたロバーツの報告によれば、50～69歳の有病率が7.4％であるのに対して70歳以上では12.1％であり、高齢化に伴ってうつ病の有病率は高くなる傾向がうかがえる。

B. 老年期うつ病には他と異なる臨床的特徴が存在するか？
(1) 診断の観点から
　従来診断では老年期うつ病の特徴がしばしば指摘された。たとえば老年期うつ病は焦燥感を示しやすく、激越うつ病という名称が用いられたり、心気的傾向や妄想的傾向を示すことが多いことなどが指摘されてきた。しかし、DSM-ⅣあるいはICD-10では年代による症状の違いは問題にされていない。確かに大きな括りからすると、うつ病の病像としては大きな違いはないのかも知れない。しかし、DSM-Ⅲ以降にも老年期と成人期のうつ病の病像には相違点があるとする研究は決して少なくない。いくつか例を挙げておこう。老年期うつ病では、より「内因性」の病像を示す、体重減少や便秘の頻度が高く、自殺念慮は少ない、器質的変化を伴う（CTやMRIで）などである。妄想的になりやすいという従来からの指摘も、これを支持する報告とそうでない報告に分かれる。これまでの多くの報告が入院中の重症うつ病を対象にしており、サンプルの偏りがあるとの批判もある。その意味で関心が持たれるのは地域の中で生活している比較的軽症のうつ病を対象にした研究である。Kivela and Pahkalaの報告によると、老年期の男性のうつ病患者は入眠障害、熟眠障害が多く、興味の喪失、抑うつ気分を示すものが多い。一方、女性では不安が強く、身体症状が出やすい、入眠障害、興味の喪失、抑うつ気分を示すものが多いなどの特徴がある。これが老年期うつ病の臨床特性といいきれるかといえば、今の段階ではノーといわざるを得ず、今後の研究に待つしかないと思われる。

(2) 老年期うつ病と認知障害
　この問題も臨床的に重要である。かつては「仮性痴呆」という言葉がよく使われた。確かに抑制が強く、集中力が低下し、記憶も一見低下しているようにみえるので「痴呆」と区別できないことがあるが、最大の鑑別点はうつ病の回復とともに改善する点であるとされた。

C. 老年期うつ病の発病要因
(1) 身体的問題が存在する場合が多いこと

老年期うつ病に身体的問題が存在するという視点と、逆に身体疾患に抑うつが存在するという2つの視点が重要である。後者に関していえば、慢性疾患では多くの患者が抑うつ症状を抱えていることが指摘されており、身体疾患の治療と同時に抑うつの治療が必須とされ、相互作用があることが知られる。老年期に限らず、身体疾患、特に癌、パーキンソン病や脳卒中にはうつ病が併発する率が高いことが知られているが、高齢になればなるほど身体疾患にうつ病が伴いやすい。そして、うつ病のサブタイプとの関係では小うつ病と身体疾患によるハンディキャップの間には強い相関があるのに対して、大うつ病ではその関係は弱いとされている。脳卒中でいえば、脳卒中に伴う身体的不具合の程度が小うつ病と関連している、いいかえれば小うつ病は大うつ病よりも、より心理的反応の要素が強いということになる。このことは55〜85歳の高齢者、646例を対象に行われた縦断的地域調査（Beekmanら、1997）でも明らかにされている。すなわち、この調査においても慢性身体疾患や身体機能の障害と小うつ病は関連するが、大うつ病は関連しないという結果であった。このことは治療法を考える上でも重要である。一言でいえば、大うつ病の場合はメディカル・トリートメント主体であるが、小うつ病の場合はより心理療法が重要ということになろう。

(2) 老年期うつ病の発症には社会的要因が関与する

老年期うつ病に限らず、うつ病の発症にはライフイベントが関与することが知られているが、特に老年期ではライフイベントの関与が明瞭なことが多い。老年期うつ病を対象にライフイベントを調査した研究によると、発病3ヵ月以内に重篤なライフイベントが増加するという結果が得られている。また、他の研究では老年期の独居とうつ病の発病危険性の間に相関があることが報告されている。独居だけでなく孤独がうつ病の発症に関係するという報告もある。このことはソーシャル・サポートの役割の重要性を意味している。高齢者を孤独から守ることは老年期うつ病の発症予防につながることは頭に置くべき事項である。

(3) 生物学的要因

　最近の研究では、若年期に発症した老年うつ病と老年期発症のうつ病を画像で比較すると後者で白質の強度が強いことから、何らかの血管病変が存在するものと考えられており、50歳以下で発症するうつ病とは原因が異なるという説がある。いわゆる vascular depression という概念もこのような MRI による画像所見によって生まれたものである。ただ、老年期うつ病（老年期発症のうつ病）すなわち vascular depression と断定することはできない。血管性病変以外の要因で老年期うつ病に特徴的な因子は明らかではない。

D. 老年期うつ病の治療

　ここで老年期うつ病治療のすべてについて触れる紙面の余裕はない。また、うつ病一般の治療についてはすでにIV章で述べたので、重複を避ける意味からも全般的に述べることは差し控えて、ここでは特に老年期うつ病の治療の注意点、あるいは特徴的な治療についてのみ取り上げる。

(1) 薬物療法

　これまでに行われた RCT の結果からは、少なくとも身体合併症のない、精神病像を伴わない、コモビディティを持たない老年期早期の患者を対象とする限り、抗うつ薬の効果は成人と変わらず、有効率50〜60％であり、プラセボの有効率30％（平均）を有意に上回る。老年期うつ病の薬物療法での一般的な注意点としては、代謝能が低下している可能性を考慮に入れて、投与量を成人より下げて開始すること、身体合併症を伴うことが多いので、その治療薬との薬物相互作用に注意すること（特に SSRI）、安全性が高い SSRI などでも副作用が出現しやすいと考え慎重に投与、増量することなどである。身体疾患、特に慢性の身体疾患に伴ううつ病に対して抗うつ薬が有効であることはすでに多くの比較試験で明らかにされている。抗うつ薬の選択にあたっては TCA の選択はできるだけ避けるのが原則である。その理由はいうまでもなく、抗コリン性、抗 α_1 性をはじめとする副作用が成人にもまして有害に作用するからである。万一、SSRI や SNRI などの新規抗うつ薬で効果が得られない場合には三環系抗うつ薬の中では二級アミン（ノルトリプチリン）を投与する。明らかに三級アミンよりも副作用が少ないからである。

(2) 心理社会的治療

　高齢者を対象とした心理社会的介入の効果に関する研究、特にRCTは限られてはいるが、その有効性は確認されている。17編の研究のメタ解析の結果はeffect sizeが0.78であり、プラセボに比較して有効であることが証明された（Scogin、1994）。介入の技法（認知療法、行動療法、力動的精神療法など）間に有効性の違いはなく、また異なる世代間での有効性にも違いはないことが明らかにされた。客観的評価がもっともよく行われているのは認知行動療法であり、身体合併症のあるうつ病に対する有効性も一応証明されている。

VI. 気分障害研究の新展開

　この章では、これからの気分障害研究において威力を発揮すると思われるいくつかの研究を紹介する。ただし、ここで取り上げる研究は著者の最近見聞きした狭い範囲で選んだものであって、この領域をすべてサーチした結果選んだものではないことをお断りしておかねばならない。

1. 遺伝子研究への期待

　遺伝子研究の現状についてはⅢ章で概観した。ここでは著者が最近注目する研究を2つ取り上げる。

A. 遺伝子多型とストレスとうつ病

　うつ病になりやすい個体があり、それは遺伝子によってある程度規定されているのであろう。しかし、仮に同じかかりやすさをもつ個体があっても、ストレスの種類や程度によって発病する場合とそうでない場合があるのではないか。これはわれわれ精神科医が長く持ち続けてきた仮説である。しかし、これまで遺伝子とストレスを同時に扱う研究はほとんどなかったといってよい。ところが最近、Science誌上に「Influence of life stress on depression：moderation by a polymorphism in the 5-HTT gene」（生活上のストレスがうつ病に及ぼす影響：5-HTT遺伝子多型による調節）という注目すべき論文が掲載された。本論文はうつ病における遺伝と環境の相互作用を世界ではじめて明らかにした論文であり、気分障害研究の未来につながるものと考えるので、ここでその概略を紹介する。

　抗うつ薬の多くがセロトニンの再取り込みを阻害することが知られ、その作用点がセロトニントランスポーター（5-HTT）であることはよく知られている。

5-HTTの発現はそのプロモーター領域内の多型（5-HTTLPR）で調節されているが、これには2つの多型があることが知られる。すなわち、lアレルとsアレルの2つである。本研究の目的は5-HTTLPR機能的多型と生活上のストレスの相互作用、さらにこの相互作用とうつ病の関係を解析することで、環境と遺伝子の相互作用を検討することにある。847名を対象に5-HTTLPRの遺伝子多型を調べた結果、sアレルを2つ有する群（s/s群、n=147;14％）、sアレルを1つ持つ群（s/l群、n=435;55％）、lアレルを2つ持つ群（l/l群、n=265;31％）に分かれた。一方、過去の生活上のストレスの数を26歳までの数として調べるとともに、26歳までにうつ症状が存在したか否かも調査し、アレルとストレスとうつ病発症の関係を統計的に検討した。その結果、sアレルを持つ群（s/s群＋s/l群、sアレルキャリア）の方がストレスの影響が強く、うつ病症状の有意な増加が認められた。sアレルキャリアでは生活上のストレスが大うつ病の診断を予測したが、l/l群ではそうではなかった（図18）[20]。次に21歳以前にうつ病を発病していた個体は解析対象とせずに、ストレスがsアレルキ

図18 5-HTT遺伝子多型を関数としたストレスフルなライフイベントの数（21〜26歳）と26歳時の予後の関係 [20]

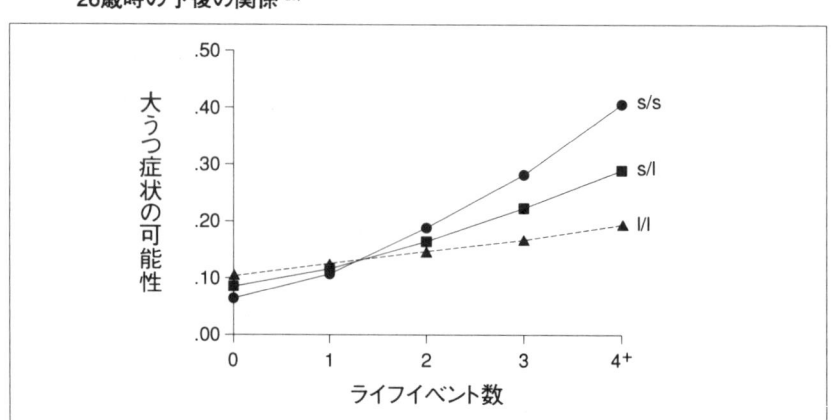

大うつエピソードの可能性。5-HTTLPRの影響は認められなかった（P=0.29）。ライフイベントの有意な影響がみられた（P＜0.001）、G×E相互作用は予測された方向であった（P=0.056）。ライフイベントはsキャリアにおいては大うつの診断を予測した（s/sホモ接合体ではP＝0.001、s/lヘテロ接合体ではP＜0.001）が、l/lホモ接合体では予測しなかった（P=0.24）。

（Avshalom Caspi et al., : Influence of Life Stress on Depression: Moderation by a Polymorphism in the 5-HTT Gene, Science, Vol.301, 2003.）

図19 5-HTT遺伝子多型および21〜26歳の間のストレスフルなライフイベントを関数とした26歳時のうつ病発症者の割合 [20]

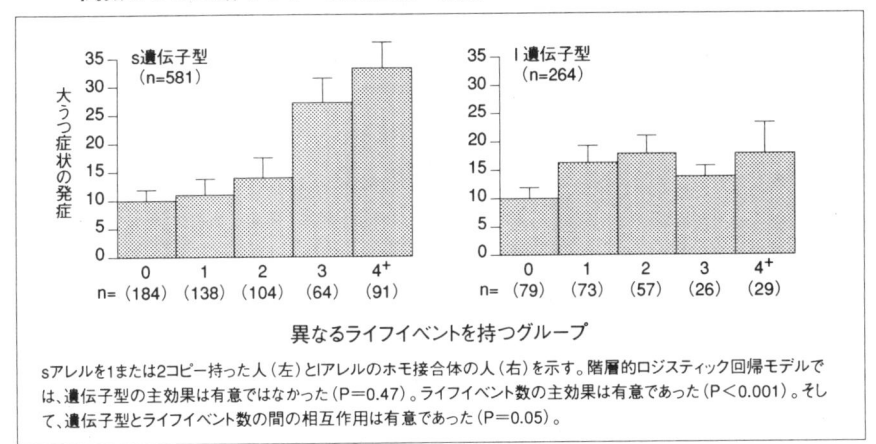

sアレルを1または2コピー持った人（左）とlアレルのホモ接合体の人（右）を示す。階層的ロジスティック回帰モデルでは、遺伝子型の主効果は有意ではなかった（P=0.47）。ライフイベント数の主効果は有意であった（P<0.001）。そして、遺伝子型とライフイベント数の間の相互作用は有意であった（P=0.05）。

(Avshalom Caspi et al., : Influence of Life Stress on Depression: Moderation by a Polymorphism in the 5-HTT Gene, Science, Vol.301, 2003.)

ャリアで新たにうつ病が発症することを予測できるかどうかを検討した結果、sアレルキャリアにおいて予測可能であった。図19[20]にあるように4つ以上のストレス経験者でsアレルキャリアがうつ病と診断された者の23％を占めた。また、4つ以上のストレスを経験した者のうち、sアレルキャリアの33％はうつ病を発症していた。l/l群におけるうつ病発症率は17％にとどまった。以上がこの研究の概略である。この多型の頻度事態はアジア人と白人で大きく異なる。すなわち、アジア人ではs型が多数である。したがって、この結果をアジア人を対象に行ってみる必要があり、このままをあてはめることはできないであろう。しかし、それはともかくとして本研究は疾患脆弱性とストレス研究に道を開くものであり、未来につながる研究であることは間違いないであろう。

B. 双極性障害にかかりやすい遺伝子の発見

2003年のNature Geneticsに「Impaired feedback regulation of XBP1 as a genetic risk factor for bipolar disorder」(Kakiuchi C et al,Nature Genetics2003;35(2):171-175)という論文が掲載され、世界的に注目されている。

彼らは双極性障害の不一致な一卵性双生児のリンパ芽球様細胞を用いて

DNAマイクロアレイ分析を行った。その結果、2組の不一致一卵性双生児の2人の罹患双生児に共通して低下している遺伝子が数多く認められたが、著者らはXBP1とHSPA5に着目した。その理由はHSPA5遺伝子は気分安定薬であるバルプロ酸によって発現が増加し、XBP1により制御される。XBP1は双極性障害との連鎖が報告されている22q12に存在している。両遺伝子ともにERストレス反応のシグナル伝達に重要な役割を果たしているというものである。すなわち、2人の罹患双生児に共通してER（小胞体）ストレスに関連した遺伝子の発現量が低下していることを見出したのである。ERストレス反応というのは次のように説明されている。

　折り畳み異常をきたした蛋白質がERに蓄積するとHSPA5などのERシャペロンがその折り畳みを助ける（**図20**）[20]。折り畳み異常蛋白が蓄積すると、ATF6蛋白が切断されてERストレス反応エレメントを持つXBP1やHSPA5などの標的遺伝子の発現を誘導するとともに、ER膜上のIRE1蛋白が二量体を形成し、XBP1のmRNAをスプライスする。スプライス後のmRNAより転写された活性型XBP1は、HSPA5などのERシャペロンやXBP1自身を強力に誘導する。この一連の反応をERストレス反応と呼び、in vivoでは小胞体カルシウムポンプ阻害薬であるタプシカルギンにより誘導される。著者らはリンパ芽球様細胞におけるATF6、XBP1およびHSPA5の発現量をRT-PCRで調べたが、安静時には双極性障害者と対照の間に差はみられなかった。しかし、タプシカルギンによるERストレス後では、ATF6には差がないにもかかわらず、XBP1とHSPA5の発現量が対照に比して有意に小さいことを見出した。さらに彼らは上流配列を調べて、ERSEのほかにACGTコンセンサス配列を含むXBP1結合塩基配列を見出した。648人の日本人でXBP1の上流配列の塩基配列を調べたところ、ACGTに変わりXBP1結合が失われる-116C-Gという一塩基配列を見出した。-116C-G多型は日本人の症例対照サンプルにおいて、有意に双極性障害と関連していた（以上は著者らの承諾を得て、著者らがNature Geneticsに掲載した論文を日本語で解説したTrends in Bipolar Disorder ResearchVol.1, 2003からの引用である）。この研究結果は双極性障害におけるERストレス反応経路のXBP1ループの病態生理学的な役割を示唆しており、今後双極性障害の病因解明に大きな役割を果たすものと考えられる。

図20　3種の気分安定薬のERストレス反応経路への効果[20]

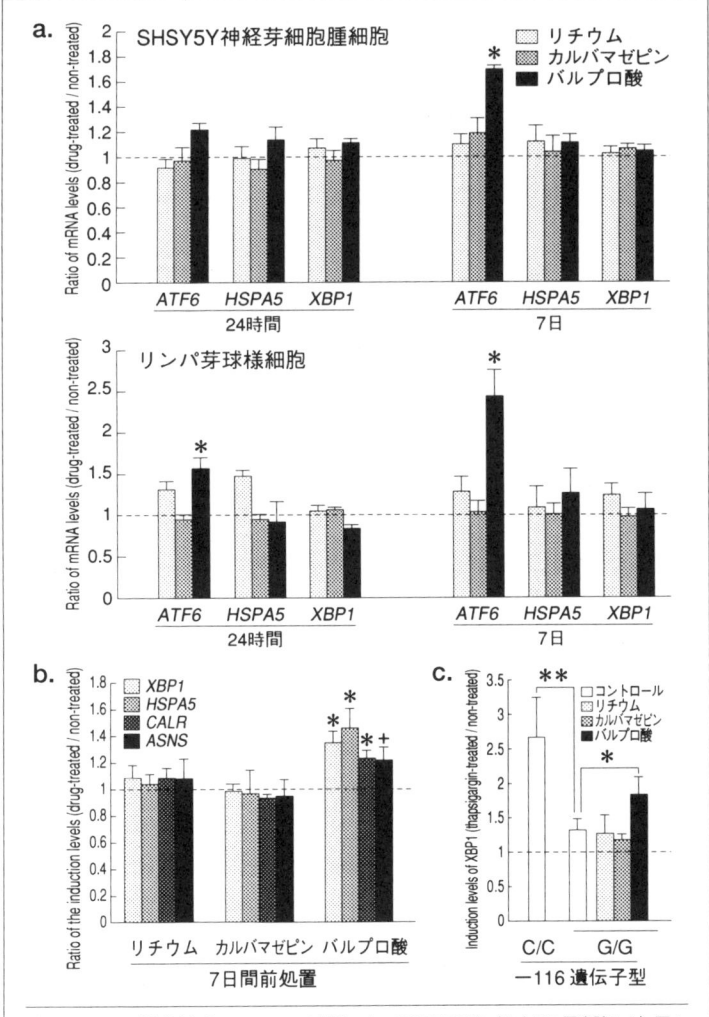

a) ERストレス関連遺伝子のmRNAへの効果。上：SHSY5Y細胞（独立に3回実験した）下：リンパ芽球様細胞（n＝5。XBP1遺伝子型はC/G）。mRNAレベルはGAPDにより標準化し、レベルの比を示した。＊ p<0.05 (two-sample t-test)。

b) バルプロ酸によるERストレス反応の増強。バルプロ酸前処置はERストレスによるタプシガルギン処置後のERストレス関連遺伝子の誘導を増強した。バルプロ酸で前処置した細胞は、コントロールの細胞に比べて、より高い誘導レベルを示した（独立に3回実験を行った）。＊ p<0.05、＋ p＝0.10 (two-sample t-test)。

c) バルプロ酸は-116GによるXBP1ループの障害を改善する。遺伝子型G/Gの細胞においてC/Cの細胞に比してERストレスによるXBP1 mRNA上昇が小さいことが確認された（＊＊p<0.05 by Mann-Whitney U-test）。バルプロ酸前処置は、発現誘導レベルを部分的に改善した（＊ p＝0.055 by two-sample t-test, one-tailed）。

(Avshalom Caspi et al., : Influence of Life Stress on Depression: Moderation by a Polymorphism in the 5-HTT Gene, Science, Vol.301, 2003.)

2. うつ病の客観的診断は可能になるか？

　これまではうつ病の診断は、もっぱら臨床症状をもとに診断基準に照らし合わせて行われてきた。このためには十分な知識と経験が必要である。また、診断の一致率が症例によっては低くなるなどの問題がある。また、プライマリ・ケア医にとってはこれらの診断基準をマスターすることは必ずしも簡単ではない。そこで、生物学的な検査を行うことで診断ができるようになることが期待されるのであるが、これまでは残念ながらこのような検査は確立されていない。ここでは、現在進められている研究の中から有望と思われる2つの研究を紹介したい。

A. 近赤外線スペクトロスコピー（NIRS）を用いた福田らの研究

　近赤外線スペクトロスコピー（NIRS）とは、近赤外線を用いて生体のヘモグロビン濃度を測定することで、非侵襲的に血液量を測定する方法論である。脳では酸化ヘモグロビンと還元ヘモグロビンの濃度を測定できる。この方法によって頭皮下2～3cmの深さにおけるヘモグロビン量変化を測定できる。酸化ヘモグロビンまたは総ヘモグロビン濃度はその部位の血液量を表すので、NIRSによって大脳皮質の脳血液量が測定できる。福田らはこのNIRSを用いてうつ病の診断に関する研究を重ねている。彼らが用いた装置は多チャンネルNIRS装置である。うつ病患者を対象に前頭葉を賦活する課題である語流暢課題と対照課題としての手指タッピング課題を用いて健常者との比較を行った。この結果、うつ病では全体として酸化ヘモグロビンの増加が乏しい。うつ病と健常者の差を統計的に検討すると、差が認められる脳部位は、前頭前野の背外側面前方と両側のシルビウス裂後部の周辺である。この酸化ヘモグロビンの変化（右上側頭回付近）とハミルトンのうつ病評価尺度の得点の間に強い負の相関がみられた。彼らは次に双極性うつ病と単極性うつ病を対象に、同じ語流暢課題を負荷して酸化ヘモグロビンの増加パターンを比較した。その結果、酸化ヘモグロビンの増加の大きさは健常者と同様であったが、増加の時間経過が異なり、課題開始後に漸増して課題終了付近でピークをなすというパターンであった。以上の結果から、うつ病と双極性うつ病の診断がNIRSによって行える

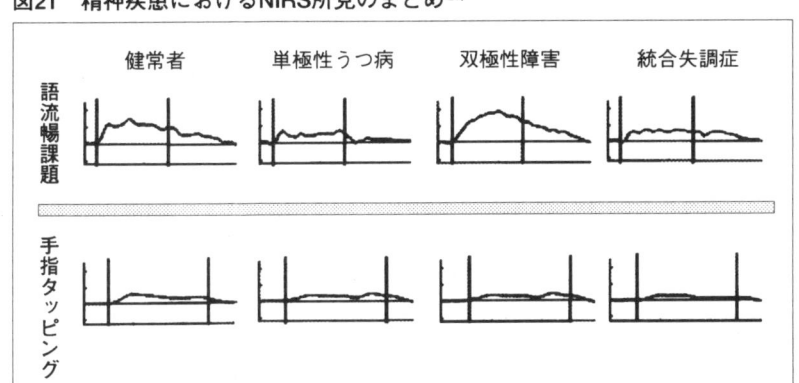

図21　精神疾患におけるNIRS所見のまとめ[21]

| | 健常者 | 単極性うつ病 | 双極性障害 | 統合失調症 |

（福田正人, 伊藤誠, 須藤友博, 亀山正樹, 山岸裕, 上原徹, 井田逸朗, 三國雅彦：精神医学における近赤外線スペクトロスコピー
NIRS測定の意義—精神疾患の臨床検査としての可能性—, 脳と精神の医学, 14:2, p.159, 2003.）

可能性を示唆しており、将来期待できる方法である（図21）[21]。

B. DNAチップを用いたうつ病の診断

　徳島大学の大森らは神経伝達・免疫・内分泌などに関連する1500種類の遺伝子のmRNA発現量をうつ病患者ヒト末梢白血球をサンプルとして測定している。まだ始まったばかりの研究であるが、これまでに、1）うつ病未治療例において、全例にほぼ共通して増減する遺伝子群が数十種存在すること、2）同時にうつ病の半数では減少するが、残りの半数では増加する遺伝子群も数十種存在することからうつ病が2群に分かれること、3）これらの遺伝子群のある部分は、うつ病の症状改善後に回復すること、4）うつ病にみられる所見は疾患特異的であり、統合失調にはみられず、またストレス時の変化とも異なることからうつ病の診断につながることが期待されている。

VII. うつ病の医療経済的側面

わが国では病気の医療経済的側面について、特に精神障害についての研究は遅れており、あまり話題にならなかったが、最近ではコスト・パフォーマンスの観点から関連する論文が散見されるようになっている。ここでは狭義の医療経済学を論ずるのではなく、医療経済的側面からうつ病の医療を捉えなおしてみることで、これまでわれわれが持っていない医療の観点を学ぶことができればとの思いから、筆者にとっても親和性の低い領域をあえて最終章に組み入れることにさせていただく。

うつ病の生涯有病率が6％を超え（わが国の場合）、少なく見積もっても200万人程度の患者が存在すると考えられるが、このことは患者、家族はもとより雇用者、支払い側にも多大な経済的負担を強いている。これまで、この点はあまりわが国では議論されてこなかったが、うつ病のDALY（disability-adjusted life years）障害調整生存年数の評価を行うと、2020年にはうつ病は虚血性心疾患に次いで2位になることが予測されており、社会のこの病気に対する負担がきわめて大きいことを意味している。うつ病の多くが反復性であることや、何割かが慢性化することも社会的、経済的負担を増大することにつながる。

うつ病にかかる医療費

うつ病患者と非うつ病患者の医療費を比較すると、明らかにうつ病で有意に高いことが米国の研究（Simonら）で明らかにされている。また、その場合に医療費はうつ病の重症度と正の相関関係にあることも報告されている。さらに、うつ病はしばしば他の精神疾患あるいは身体疾患と併存するので、うつ病が併存しない場合に比べて費用が高くなることは容易に推察できる。

では、うつ病にかかると年間どれくらいの費用が発生するのであろうか？残念ながら、わが国のデータはないので諸外国のデータをもとに検討する。費用には大きく分けて直接費と間接費がある。直接費とはうつ病自体の診療費であり、診察料、薬代、カウンセリング代、入院の場合は入院費などが含まれる。間接費とはうつ病のためにできなくなった結果損失する費用のことをいう。生

産性、就労不能日数、余暇の断念、死亡率増加などから割り出すものである。諸外国の研究結果（おもに米国と英国）によると直接費は全体の50％未満であり、間接費の方が多いとされている。

具体的な数値でみてみよう。1993年のGreenbergらの報告によると、1990年1年間の米国全体のうつ病の総費用は437億ドルであり、そのうち間接費は313億ドル、直接費は124億ドルであった。間接費の内訳は生産性の低下による費用が238億ドル、うつ病関連の自殺による費用が75億ドルと推定された。この報告からはうつ病の間接費が全体に占める割合は72％であり、その4分の3は生産性の低下に基づくものであることがわかる。同じ1993年に英国から報告されたデータを紹介すると（King and Sorenson）、総費用は34億ポンドであり、間接費が30億ポンド、直接費が4億ポンドであった。このように国によって総費用、直接間接比も異なるので、このデータをもってわが国の費用を推定することはできない。また、直接、間接費以外にも、QOLの低下、家族の苦痛、スティグマによる精神的負荷など、目に見えない影響が及ぶがこれらは費用として算出できないので、直接、間接費用の合計である総費用は最低ラインの費用と理解すべきであろう。

何が直接、間接費に影響するか──適正な診断と治療

いうまでもないことであるが、うつ病の早期発見、早期治療はうつ病の長期経過に良好な影響を及ぼすことが知られている。しばしば問題になるのは、わが国だけではなく世界的にもうつ病の発見までに時間がかかりすぎることである。うつ病患者の多くはいきなり精神科を受診することを躊躇する。その8、9割がプライマリ・ケアを受診するといわれる。そのプライマリ・ケア医のうつ病診断率は50％（わが国ではさらに低く20％）である。これはうつ病の2人に1人が見落とされていることになる。その間、この患者には多くの内科的あるいは婦人科的な検査が行われるので、その医療費も結果的にかけなくてよい費用を発生させることになる。また、しばしば、治療が中途半端に終結される場合も多く、このことが再燃、再発の原因になることも知られている。その結果、病相の増加や遷延化につながり、医療費を増加させる。特に間接費はこれらの影響を受けて増加するであろう。

対策は？特効的、即効的な対策は難しいが、やはり、うつ病をいかに共有す

るかが重要と思われる。プライマリ・ケア医のうつ病診断率をあげるための教育システムの確立、精神科医がしばしば治療を途中で終結させることを改善すること、そして何よりも重要なことは、一般の人にうつ病を理解してもらうためのさまざまな啓発活動であろう。直接費は場合によっては増加するかも知れないが、長期的にみると間接費の低下につながることは間違いない。

文 献

1) 江原　嵩, 渡辺昌祐：躁うつ病, 世界保健通信社, 1993.
2) 假屋哲彦：臨床医学講座4「気分障害」, 中山書店, 1998.
3) 中根秀之, 中根允文：ICD-10, DSM-Ⅳにおける分類と診断ガイドライン, 日本臨牀 59：8, p.1480-1481, 2001.
4) American Psychiatric Association : Diagnostic and Statistical Manual of Mental Disorders, Forth Edition (DSM-Ⅳ). American Psychiatric Association, Washington DC (1994) ―高橋三郎, 大野裕, 染矢俊幸：DSM-Ⅳ 精神疾患の分類と診断の手引. 医学書院, 東京 (1995).
5) 樋口輝彦：うつ病治療 Q&A, p.175, 健康春秋社, 2002.
6) David V. Sheehan, Yves Lecrubier 著, 大坪天平, 宮岡　等, 上島国利　訳：M.I.N.I. 精神疾患簡易構造化面接法, MINI INTERNATIONAL NEUROPSYCHIATRIC INTERVIEW, 日本語版 5.0.0, 1999.
7) 宮坂菜穂子, 熊野宏昭：軽症うつ病の診断基準, 内科 Vol.92 No.4, p.642, 2003.
8) Duman RS et al. : "Regulation of Adult Neurogenesis by Antidepressant Treatment", Neuropsychopharmacology 25:836-844, 2001.
9) Jorge A et al. : Enhancing synaptic plasticity and cellular resilience to develop novel, improved treatments for mood disorders, Dialogues in Clinical Neuroscience Vol.4 No.1-20, p.84, 2002.
10) Jorge A. Quiroz MD ; Husseini K. Manji, MD, FRCPC : Clinical research : Enhancing synaptic plasticity and cellular resilience to develop novel, improved treatments for mood disorders, p.87, 2002.
11) Beck AT et al. : Cognitive Therapy of Depression. New York, Guilford Press, 1979.
12) Judd LL et al. : Journal of Affective Disorders 50, p.97-108, 1998.
13) Paykel ES et al. : Psychological Medicine 25, p.1171-1180, Cambridge University Press, 1995.
14) Kupfer DJ et al. : Drug therapy in the prevention of recurrences in unipolar and

bipolar affective disorders. Report of the NIMH Collaborative Study Group comparing lithium carbonate, imipramine, and a lithium carbonate — imipramine combination. Archives of General Psychiatry, 44, p.1096-1104, 1991.

15) Hirschfeld RMA : BRITISH JOURNAL OF PSYCHIATRY, 179 (suppl.42), s4-s8, 2001.

16) Doogan DP et al. : Sertraline in the prevention of depression. Br. J. of Psychiatry 160:217-222, 1992.

17) Reimherr FW et al. : Optimal length of continuation therapy in depression: a prospective assessment during long-term fluoxetine treatment. American Journal of Psychiatry, 155, p.1247-1253, 1998.

18) Baethge C et al. : Effectiveness and outcome predictors of long-term lithium prophylaxis in unipolar major depressive disorder. J Psychiatry Neurosci, 28 (5) :355-61, 2003.

19) Bauer M, et al., 2002：山田和男 訳, 単極性うつ病性障害の生物学的治療ガイドライン―WFSBP（生物学的精神医学会世界連合）版 ［原書名：World Federation of Societies of Biological Psychiatry (WFSBP) Guidelines for Biological Treatment of Unipolar Depressive Disorders〈Bauer, Michael ; Whybrow, Peter C.; Angst, Jules; Versiani, Marcio ; Möller, Hans-Jürgen〉］, 星和書店, 2003.

20) Avshalom Caspi et al., : Influence of Life Stress on Depression: Moderation by a Polymorphism in the 5-HTT Gene, Science, Vol.301, 2003.

21) 福田正人, 伊藤誠, 須藤友博, 亀山正樹, 山岸裕, 上原徹, 井田逸朗, 三國雅彦：精神医学における近赤外線スペクトロスコピーNIRS測定の意義―精神疾患の臨床検査としての可能性―, 脳と精神の医学, 14:2, p.159, 2003.

索　引

A

アドレナリン性 α_1、α_2 受容体　43
アミトリプチリン　37, 56
アモキサピン　36, 37
新たな薬物療法の試み　39

B

米国精神医学会　7
BDNF　27

C

corticotropin-releasing factor 受容体　46

D

デプロメール　41
ドパミン受容体　43
ドスレピン　37
電気痙攣療法　35, **47**
DNA チップを用いたうつ病の診断　71
DSM-Ⅲ分類　8
duloxetine　43

E

疫学調査　1
疫学的事項　60
ECA　60
ECT　35, 38, **47**, 48
escitalopram　41

F

フルボキサミン　36

G

グルココルチコイド受容体拮抗薬　46
激越うつ病　61

H

ハロペリドール　37
ヒスタミン H_1 受容体　43
反復性うつ病性障害　9, **16**

I

イミプラミン　37, 56
遺伝子　67
遺伝子多型　65
遺伝子研究　33
維持療法　55, **58**
維持投与　38

J

自殺者　4
自殺者死後脳　33
重症うつ病　37
受容体イメージング　32
受容体感受性亢進仮説　25
受容体研究　25

K

こころの風邪　3
コモビディティ　40, 52
クロミプラミン　37
感情障害　8
軽症うつ病　36
軽症うつ病の診断基準　18
継続療法　55
気分安定薬　23
気分エピソードの診断基準　13
気分変調性障害　8
気分障害　8, 12, 33, 52
気分障害研究　65
機能的画像研究の成果　31
近赤外線スペクトロスコピー　70
子供のうつ病　6
行動療法　64
抗不安薬　37
甲状腺ホルモン　39
高齢者のうつ病　6
抗精神病薬　39
抗うつ効果のマーカー　25
抗うつ薬　23, 35, 38
抗うつ薬一覧　36
抗うつ薬の作用機序　23

M

マプロチリン　36, 37
メチルフェニデート　39
ミアンセリン　36, 37, 45
ミルナシプラン　36, 37
モノアミン欠乏仮説　24
モノアミンシステムの調節障害　24
ムスカリン性アセチルコリン受容体　43
M.I.N.I.　17

mirtazapine　44

N

ノルアドレナリン　25
ノルアドレナリン作動性抗うつ薬　44
ノルトリプチリン　36, 37
ニューロペプタイド関連薬剤　46
内因性　7
難治性うつ病の存在　38
年間有病率　1
日本うつ病学会　6
認知療法　35, 64
認知行動療法　**49**, 64
認知の歪み　49
認知障害　61
脳血流研究　31
NaSSA　44
NIRS　70
NRIs　44

O

オピオイド受容体　43
大うつ病エピソード　19
大うつ病性障害　8, 54
大うつ病性障害の維持療法　59, 60

P

パキシル　41
パロキセチン　36
ピンドロール　39
プラセボ対照試験　56
PET　**31**, 32

R

レボメプロマジン　37
レキソタン　37
リチウム　28, 39, 58, 60
ルボックス　41
力動的精神療法　64
老年期うつ病　**60**, 61, 63
RIMAs　45

S

セチプチリン　36
セロトニン欠乏　24
セロトニン　25, 39
セロトニン受容体　43
スルピリド　37
ストレス　2, 28, 30, 35, 65
生活習慣病　1
精神科構造化面接　18
精神療法　35
精神疾患簡易構造化面接法　17
選択的ノルアドレナリン再取り込み阻害薬　44
選択的セロトニン再取り込み阻害薬　40
sertraline　41
診断基準　7
心因性　7
新規抗うつ薬　35
心理社会的治療　64
身体因性　7
素質　2
躁病エピソード　17
躁病相　7
双極性感情障害　9, 17
双極性障害　7, 8, **15**, 67
躁うつ病　7, 9

障害調整生存年　1
生涯有病率　1
SNRI　36, 38, **42**, 43
SPECT　31
SSRI　36, 38, 40, **41**, 43, 45

T

トラゾドン　36
トリプトファン　39
対人関係療法　35
単極性うつ病　58
特異的セロトニン作動性抗うつ薬　44
特定不能のうつ病性障害　8
統合失調症　32, 51

U

うつ病　1, 2, 65
うつ病アカデミー　6
うつ病エピソード　16
うつ病重症度スケール　21
うつ病にかかる医療費　73
うつ病の分類　7
うつ病の長期経過　51
うつ病の再燃・再発防止　51
うつ病の診断　11
うつ病の脆弱性　25
うつ病性障害　8, 12
うつ病相　7
うつ病対策　4

V

ヴェンラファキシン　37
venlafaxine　**42**, 43

Y

薬物治療抵抗性　38
薬物療法　35, **63**
薬理研究　23

Z

脆弱性　2

樋口輝彦　Higuchi Teruhiko

【学歴・職歴】
昭和47年3月　東京大学医学部医学科卒業
　　47年5月　医師免許取得（医籍登録番号212894号）
　　47年6月　東京大学医学部附属病院精神神経科医員（研修医）
　　49年1月　東京大学医学部附属病院精神神経科医員
　　51年3月　埼玉医科大学精神医学講座助手
　　54年2月　博士号（医学）取得（乙第712号）
　　56〜58年　カナダ　マニトバ州立大学医学部生理学教室神経内分泌研究室留学
　　58年10月　埼玉医科大学精神医学講座講師
平成1年11月　群馬大学医学部精神神経学教室講座助教授
　　6年9月　昭和大学藤が丘病院精神神経科教授
　　11年4月　国立精神・神経センター国府台病院副院長
　　12年4月　国立精神・神経センター国府台病院院長
現職16年4月　国立精神・神経センター武蔵病院院長として現在に至る

【専門領域】気分障害の薬理・生化学、臨床精神薬理、うつ病の臨床研究

【加入学会及び役職名】
日本神経精神薬理学会（評議員）
日本臨床精神神経薬理学会（理事）
日本生物学的精神医学会（理事）
日本総合病院精神医学会（評議員）
日本精神神経学会
日本うつ病学会（理事）
日本神経化学会
日本思春期青年期精神医学会
日本東洋医学会
Society For Neuroscience（North America）

【著書】
「うつ病の薬理―脳科学研究の成果―」（新興医学出版社, 2001）、「標準精神医学 Standard Textbook」（医学書院, 2001）、「うつ病治療ハンドブック」（メディカルレビュー社, 2002）、「こころの医学事典」（講談社, 2003）、「双極性障害の治療スタンダード」（星和書店, 2003）、「上手なストレス対処法」（三省堂, 2003）、「Primary care note うつ病」（日本医事新報社, 2004）

© 2005　　　　　　　　　　　　　　　　第1版発行　2005年3月15日

新現代精神医学文庫
気分障害
　　　　　　　　　　　　　　　　　（定価はカバーに表示してあります）

検印省略	著　者　樋　口　輝　彦
	発行者　　　　服　部　秀　夫
	発行所　株式会社 新興医学出版社
	〒113-0033　東京都文京区本郷6丁目26番8号
	電話　03（3816）2853　　FAX　03（3816）2895

印刷　株式会社 藤美社　　ISBN4-88002-477-5　　郵便振替　00120-8-191625

・本書の複製権・翻訳権・譲渡権・公衆送信権（送信可能化権を含む）は株式会社新興医学出版社が所有します。
・JCLS 〈(株)日本著作出版権管理システム委託出版物〉
本書の無断複写は著作権法上での例外を除き禁じられています。複写される場合は、その都度事前に(株)日本著作出版権管理システム（電話03-3817-5670，FAX 03-3815-8199）の許諾を得てください。